·中医名家经方治验丛书·

妇科疾病经方治验

主编　钟相根　李　配

中国医药科技出版社

内容提要

本书为《中医名家经方治验丛书》之一，系统整理了诸多中医名家应用经方治疗妇科疾病的临床验案。全书分为上、中、下三篇。上篇为西医疾病篇，介绍了名家治疗急性盆腔炎、卵巢囊肿、子宫肌瘤等疾病的验案；中篇为中医病证篇，介绍了名家治疗经行感冒、经行衄血、经行呕吐等疾病的验案；下篇为妇科疾病常用经方篇，总结了治疗妇科疾病常用且疗效显著的经方。

图书在版编目（CIP）数据

妇科疾病经方治验／钟相根，李配主编．—北京：中国医药科技出版社，2016.1（2024.12重印）

（中医名家经方治验丛书）

ISBN 978-7-5067-8049-0

Ⅰ．①妇…　Ⅱ．①钟…　②李…　Ⅲ．①妇科病-经方②妇科病-中医疗法　Ⅳ．①R289.2②R271.1

中国版本图书馆 CIP 数据核字（2015）第 311432 号

美术编辑　陈君杞

版式设计　郭小平

出版　中国医药科技出版社

地址　北京市海淀区文慧园北路甲 22 号

邮编　100082

电话　发行：010-62227427　邮购：010-62236938

网址　www.cmstp.com

规格　710×1000mm 1/16

印张　19 1/4

字数　220 千字

版次　2016 年 1 月第 1 版

印次　2024 年12月第 2 次印刷

印刷　河北环京美印刷有限公司

经销　全国各地新华书店

书号　ISBN 978-7-5067-8049-0

定价　61.00 元

《中医名家经方治验丛书》

编 委 会

《妇科疾病经方治验》

编委会

主　编　钟相根　李　配

副主编　刘　娟　闻晓婧　潘　霏　邓慧芳

编　委　(按姓氏笔画排序)

王青青　邓慧芳　邓秀兰　刘倩倩

刘　娟　李耘州　李　配　李晓娟

杨晓敏　张晓晶　尚　倩　郑子安

赵娜妹　钟相根　闻晓婧　韩　军

曾百惠　路琼琼　潘　霏

出版者的话

本套丛书所言“经方”专指《伤寒论》《金匮要略》中的方剂，即张仲景方。

张仲景所创方剂，首首精当，方方奇妙，被誉为“医方之祖”，一直以来，备受名家推崇。举凡中医大家，无不服膺仲景之学，精研仲景之书，善用仲景之方。

为了更好地总结经方应用成果，探索经方应用规律，我社组织专家教授编写了本套《中医名家经方治验丛书》。丛书共8个分册，分别为：呼吸病经方治验、心血管疾病经方治验、消化病经方治验、泌尿系疾病经方治验、内分泌代谢病经方治验、神经精神疾病经方治验、妇科疾病经方治验、肿瘤经方治验。

本套丛书全面收录了刘渡舟、关幼波、邓铁涛、张琪、何任、祝谌予、颜德馨、李今庸等中医名家临床应用经方的经典案例及治疗心得，最后，对临床各科经常用到的经方予以归纳总结，具有很强的实用性和文献参考价值。

希望本套丛书的出版，能加深读者对经方的理解和认识，提高诊疗水平，更好地服务于临床。

中国医药科技出版社

2016年1月

目录

上篇　西医疾病篇

第一章　功能失调性子宫出血 …… 2
案 1　刘渡舟胶艾汤案 …… 2
案 2　范中林甘草干姜汤合麻黄附子细辛汤案 …… 3

第二章　急性盆腔炎 …… 5
案 1　何少山大黄牡丹汤案 …… 5
案 2　李可四逆汤合少腹逐瘀汤案 …… 6

第三章　卵巢囊肿 …… 9
案 1　沈济苍桂枝茯苓丸合当归芍药散案 …… 9
案 2　何少山黄芪建中汤案 …… 10
案 3　马剑云人参鳖甲煎丸案 …… 10
案 4　于慎中薏苡附子败酱散案 …… 11
案 5　王希知桂枝茯苓丸案 …… 12

第四章　慢性盆腔炎 …… 14
案 1　岳美中当归芍药散案 …… 14

案 2 何少山黄芪建中汤案 …… 15
案 3 刘绪英桂枝茯苓丸案 …… 15
案 4 江准保薏苡附子败酱散案 …… 16

第五章 子宫肌瘤 …… 18
案 1 岳美中桂枝茯苓丸案 …… 18
案 2 李可桂枝茯苓丸案 …… 19
案 3 魏长春桂枝茯苓丸案 …… 21

第六章 更年期综合征 …… 23
案 1 刘渡舟竹皮大丸案 …… 23
案 2 矢数道明桂枝茯苓丸案 …… 24
案 3 秦德平温经汤案 …… 24
案 4 岳沛芬柴胡加龙骨牡蛎汤案 …… 25
案 5 谭日强小柴胡汤合桂枝加龙骨牡蛎汤案 …… 25

中篇 中医病证篇

第一章 经行感冒 …… 30
班秀文桂枝汤案 …… 30

第二章 经行衄血 …… 31
门纯德桃核承气汤案 …… 31

第三章　经行呕吐 …… 33
姚寓晨旋覆代赭汤案 …… 33

第四章　经行身痛 …… 35
姚寓晨温经汤案 …… 35

第五章　经行发热 …… 37
案 1　班秀文小柴胡汤案 …… 37
案 2　裘笑梅小柴胡汤案 …… 37
案 3　刘奉五小柴胡汤案 …… 38

第六章　闭经 …… 40
案 1　曹颖甫抵当汤案 …… 40
案 2　章次公抵当丸案 …… 41
案 3　赵守真大黄甘遂汤案 …… 41
案 4　黄煌温经汤案 …… 42
案 5　熊魁梧大黄甘遂汤案 …… 42
案 6　高鹏翔大黄䗪虫丸案 …… 43
案 7　刘露祥己椒苈黄丸案 …… 43
案 8　刘殿青半夏厚朴汤案 …… 44
案 9　王国瑭甘麦大枣汤案 …… 45
案 10　刘俊士抵当汤合小建中汤案 …… 45
案 11　王少华温经汤案 …… 46
案 12　程协南当归四逆汤案 …… 47
案 13　柴瑞霭炙甘草汤案 …… 48

案 14 马德孚肾着汤案 …… 49
案 15 王本立四逆散案 …… 50
案 16 姚培发桂枝汤案 …… 50
案 17 范中林茯苓四逆汤案 …… 51
案 18 王祚久桃核承气汤案 …… 52
案 19 班秀文大柴胡汤案 …… 53
案 20 傅方珍肾气丸合四逆散加薤白案 …… 54
案 21 钱伯煊炙甘草汤案 …… 55
案 22 孙朗川温经汤案 …… 56

第七章 痛经 …… 58
案 1 刘渡舟温经汤案 …… 58
案 2 姜春华下瘀血汤案 …… 59
案 3 钱伯煊温经汤案 …… 59
案 4 裘笑梅胶艾汤案 …… 60
案 5 裘笑梅桂枝加桂汤案 …… 61
案 6 任存德当归芍药散案 …… 61
案 7 唐祖宣抵当汤案 …… 62
案 8 张季高桂枝茯苓丸案 …… 63
案 9 黄煌温经汤案 …… 63
案 10 宋鹭冰当归四逆汤案 …… 66
案 11 蒲辅周当归四逆汤案 …… 66
案 12 陈树人吴茱萸汤案 …… 67
案 13 杨家林四逆散案 …… 68
案 14 刘云鹏温经汤案 …… 69

案 15　龚去非当归四逆汤案 …… 69
案 16　周筱斋当归四逆汤案 …… 70
案 17　孙朗川温经汤案 …… 71

第八章　月经不调 …… 73
案 1　梅国强肾气丸案 …… 73
案 2　朱南孙甘麦大枣汤案 …… 74
案 3　裘笑梅桂枝加桂汤案 …… 76
案 4　焦树德胶艾汤案 …… 77
案 5　班秀文附子汤案 …… 78
案 6　班秀文炙甘草汤案 …… 78
案 7　丁启后肾气丸案 …… 79
案 8　于己百温经汤案 …… 80

第九章　妊娠恶阻 …… 82
案 1　许润三干姜人参半夏丸案 …… 82
案 2　许润三小半夏加茯苓丸案 …… 83
案 3　许润三乌梅丸案 …… 84
案 4　哈荔田橘皮竹茹汤合温胆汤案 …… 85
案 5　姜春华小半夏加茯苓汤合橘皮竹茹汤案 …… 86
案 6　吴汉民大黄甘草汤案 …… 86
案 7　陈树人吴茱萸汤案 …… 87
案 8　徐杏甫乌梅丸案 …… 87
案 9　伍炳彩五苓散案 …… 88
案 10　班秀文桂枝汤案 …… 89

案 11 钱伯煊干姜人参半夏丸案 …… 90
案 12 门纯德桂枝汤案 …… 90
案 13 王德光小半夏汤案 …… 91
案 14 郭国兴大柴胡汤案 …… 91
案 15 孙浩铭半夏泻心汤案 …… 92
案 16 孙朗川大半夏汤案 …… 93

第十章 妊娠腹痛 …… 95
案 1 周连三附子汤案 …… 95
案 2 唐祖宣附子汤案 …… 96

第十一章 妊娠水肿 …… 98
案 1 庞泮池葵子茯苓丸案 …… 98
案 2 庞泮池真武汤案 …… 99
案 3 孙朗川苓桂术甘汤案 …… 99

第十二章 妊娠胎死不下 …… 101
案 1 朱小南大黄䗪虫丸案 …… 101
案 2 池如勋桃核承气汤案 …… 102

第十三章 胎漏、胎动不安 …… 104
案 1 朱小南胶艾汤案 …… 104
案 2 吴佩衡胶艾汤案 …… 105
案 3 钱伯煊胶艾汤案 …… 106
案 4 焦树德胶艾汤案 …… 107

第十四章　滑胎 …… 109
案 1　朱丹溪当归散案 …… 109
案 2　夏先福附子粳米汤案 …… 110
案 3　李兰航当归芍药散案 …… 110

第十五章　半产漏下 …… 112
赵锡武黄土汤案 …… 112

第十六章　胞衣不下 …… 114
张谷才下瘀血汤案 …… 114

第十七章　妇人奔豚气 …… 116
案 1　孙志远桂枝加厚朴杏子汤案 …… 116
案 2　岳美中桂枝加桂汤案 …… 117
案 3　刘渡舟桂枝加桂汤案 …… 117
案 4　张德超桂枝龙骨牡蛎汤案 …… 118
案 5　曹颖甫奔豚汤案 …… 119
案 6　俞长荣奔豚汤案 …… 119
案 7　胡希恕苓桂枣甘汤案 …… 120
案 8　何任桂枝加桂汤案 …… 120
案 9　华文卿桂枝加桂汤案 …… 121
案 10　余无言桂枝加桂汤案 …… 121
案 11　盛循卿桂枝加桂汤案 …… 122

第十八章　崩漏 …… 124
案 1　刘渡舟胶艾汤案 …… 124
案 2　刘渡舟附子汤案 …… 125
案 3　张琪桃核承气汤案 …… 125
案 4　裘笑梅胶艾汤案 …… 127
案 5　岳美中温经汤案 …… 128
案 6　吴国栋温经汤案 …… 129
案 7　吴国栋桂枝茯苓丸案 …… 129
案 8　吴国栋桂枝加附子汤案 …… 130
案 9　吴国栋甘麦大枣汤案 …… 131
案 10　姚寓晨黄连阿胶汤案 …… 132
案 11　赖良蒲桂枝茯苓丸案 …… 133
案 12　陈伯涛温经汤案 …… 133
案 13　陈修园胶姜汤案 …… 134
案 14　胡希恕小柴胡汤案 …… 134
案 15　李春华四逆散、桂枝茯苓丸案 …… 136
案 16　王云铭大黄牡丹汤案 …… 137
案 17　宋孝志温经汤案 …… 138
案 18　龚去非理中汤案 …… 139

第十九章　不孕症 …… 141
案 1　许润三四逆散案 …… 141
案 2　刘渡舟桃核承气汤案 …… 143
案 3　颜德馨温经汤案 …… 144
案 4　何少山黄芪建中汤案 …… 144

案 5　周夕林肾气丸案 ………………………………………… 145
案 6　唐伯渊芎归胶艾汤案 ………………………………………… 146
案 7　范中林真武汤案 ………………………………………… 146

第二十章　产后大便难 ………………………………………… 149
案 1　邓鹤芝大承气汤案 ………………………………………… 149
案 2　梅喜庭小柴胡汤案 ………………………………………… 150
案 3　李可黄土汤案 ………………………………………… 150

第二十一章　产后恶露不尽 ………………………………………… 152
案 1　张谷才下瘀血汤案 ………………………………………… 152
案 2　苟鼎立附子汤案 ………………………………………… 153
案 3　姚寓晨黄芪建中汤案 ………………………………………… 153
案 4　孟澍江葛根汤案 ………………………………………… 154

第二十二章　产后发热 ………………………………………… 156
案 1　曹颖甫大承气汤案 ………………………………………… 156
案 2　刘渡舟白虎桂枝汤案 ………………………………………… 157
案 3　黄煌小柴胡汤案 ………………………………………… 158
案 4　谭日强竹叶汤案 ………………………………………… 158
案 5　张圣德桂枝汤案 ………………………………………… 159
案 6　唐祖宣竹叶汤案 ………………………………………… 159
案 7　徐素仙小柴胡汤案 ………………………………………… 160
案 8　梅喜庭小柴胡汤案 ………………………………………… 161
案 9　庞泮池小柴胡汤案 ………………………………………… 162

案 10　熊寥笙桂枝麻黄各半汤案 …………………………………… 163
案 11　魏长春桂枝加龙骨牡蛎汤案（二加龙骨牡蛎汤） ………… 163

第二十三章　产后水肿 …………………………………………………… 166
案 1　刘道谦枳实芍药散案 ……………………………………………… 166
案 2　中神琴溪大青龙汤案 ……………………………………………… 166

第二十四章　产后腹痛 …………………………………………………… 168
案 1　刘渡舟小建中汤案 ………………………………………………… 168
案 2　谢映庐当归生姜羊肉汤案 ………………………………………… 169
案 3　王占玺枳实芍药散合酸枣仁汤案 ………………………………… 169
案 4　夏先福发附子粳米汤案 …………………………………………… 170
案 5　来春茂当归生姜羊肉汤案 ………………………………………… 170
案 6　赵正良桂枝加大黄汤案 …………………………………………… 171
案 7　班秀文桃核承气汤案 ……………………………………………… 171

第二十五章　产后痉证 …………………………………………………… 173
席梁丞栝楼桂枝汤案 ……………………………………………………… 173

第二十六章　产后癃闭 …………………………………………………… 175
案 1　张雯黄芪桂枝五物汤案 …………………………………………… 175
案 2　陈伯涛五苓散案 …………………………………………………… 175
案 3　宋同勋大黄甘遂汤案 ……………………………………………… 177
案 4　聂惠民五苓散案 …………………………………………………… 178

第二十七章　产后呕逆……………………………………………………… 180
何任竹皮大丸案 ……………………………………………………… 180

第二十八章　产后身痛……………………………………………………… 182
案 1　王占玺薯蓣丸案………………………………………………… 182
案 2　刘渡舟桂枝新加汤案 ………………………………………… 183
案 3　班秀文当归四逆汤案 ………………………………………… 183
案 4　庞泮池乌头汤合桂枝加附子汤案 ………………………… 184

第二十九章　产后血痹……………………………………………………… 186
案 1　岳美中黄芪桂枝五物汤案 ………………………………… 186
案 2　祝谌予葛根汤案………………………………………………… 187
案 3　马永桢黄芪桂枝五物汤案 ………………………………… 188

第三十章　产后自汗………………………………………………………… 191
案 1　徐杏甫桂枝加龙骨牡蛎汤案 ……………………………… 191
案 2　班秀文桂枝加附子汤案 …………………………………… 192
案 3　庞泮池桂枝汤案………………………………………………… 192

第三十一章　带下病………………………………………………………… 195
案 1　班秀文附子汤案………………………………………………… 195
案 2　班秀文茵陈五苓散案 ………………………………………… 196
案 3　赵明锐防己黄芪汤案 ………………………………………… 197
案 4　彭述宪赤小豆当归散案 …………………………………… 197
案 5　柴浩然甘姜苓术汤案 ………………………………………… 198

案 6 柴浩然真武汤案 …… 198
案 7 夏先福附子粳米汤案 …… 199

第三十二章 梅核气 …… 201
案 1 吴考槃半夏厚朴汤案 …… 201
案 2 孙浩铭半夏厚朴汤合半夏泻心汤案 …… 201

第三十三章 乳癖 …… 204
案 1 乔保钧柴胡桂枝干姜汤案 …… 204
案 2 许润三四逆散案 …… 205

第三十四章 乳痈 …… 207
时立典小柴胡汤案 …… 207

第三十五章 阴吹 …… 209
案 1 刘天鉴猪膏发煎案 …… 209
案 2 杨百茀温经汤案 …… 209
案 3 班秀文芍药甘草汤案 …… 210

第三十六章 阴挺 …… 212
案 1 伍炳彩当归芍药散案 …… 212
案 2 许润三四逆散案 …… 213

第三十七章 阴痒 …… 215
案 1 高式国五苓散案 …… 215

案 2 赵明锐苦参汤案 …… 216

第三十八章 脏躁 …… 217

案 1 陈伯涛甘麦大枣汤案 …… 217

案 2 王占玺酸枣仁汤合甘麦大枣汤案 …… 218

案 3 钱伯煊甘麦大枣汤案 …… 218

案 4 黄德彰甘麦大枣汤案 …… 219

案 5 黄绳武甘麦大枣汤案 …… 220

案 6 步玉如甘麦大枣汤案 …… 221

案 7 宋孝志桂枝加龙骨牡蛎汤案 …… 221

案 8 宋孝志防己黄芪汤案 …… 222

案 9 周筱斋甘麦大枣汤案 …… 223

下篇 常用经方篇

肾气丸 …… 226

半夏厚朴汤 …… 227

半夏泻心汤 …… 228

奔豚汤 …… 229

鳖甲煎丸 …… 229

柴胡桂枝干姜汤 …… 231

柴胡加龙骨牡蛎汤 …… 231

赤小豆当归散 …… 232

大柴胡汤 …… 233

大黄甘遂汤 …… 234
大黄牡丹汤 …… 235
大黄䗪虫丸 …… 236
当归散 …… 237
当归芍药散 …… 238
当归生姜羊肉汤 …… 238
当归四逆汤 …… 239
抵当汤 …… 240
防己黄芪汤 …… 241
附子粳米汤 …… 242
附子汤 …… 243
干姜人参半夏丸 …… 244
甘麦大枣汤 …… 245
桂枝茯苓丸 …… 246
桂枝加桂汤 …… 247
黄连阿胶汤 …… 248
黄芪建中汤 …… 249
黄土汤 …… 249
胶艾汤 …… 250
橘皮竹茹汤 …… 251
苦参汤 …… 252
芍药甘草汤 …… 252
薯蓣丸 …… 253
四逆散 …… 254
桃核承气汤 …… 255

乌梅丸 …… 256
吴茱萸汤 …… 257
小柴胡汤 …… 258
真武汤 …… 261
竹皮大丸 …… 263
竹叶汤 …… 263
酸枣仁汤 …… 264
桂枝汤 …… 265
桂枝加龙骨牡蛎汤 …… 268
苓桂枣甘汤 …… 269
苓桂术甘汤 …… 270
温经汤 …… 270
桂枝加附子汤 …… 272
大青龙汤 …… 272
大承气汤 …… 274
葛根汤 …… 278
枳实芍药散 …… 279
桂枝加大黄汤 …… 280
黄芪桂枝五物汤 …… 280
五苓散 …… 281
四逆汤 …… 282
桂枝新加汤 …… 284
薏苡附子败酱散 …… 285
猪膏发煎 …… 286

上篇

西医疾病篇

第一章 功能失调性子宫出血

功能失调性子宫出血简称功血，是由于生殖内分泌轴功能紊乱造成的子宫异常出血，为妇科常见病、多发病，约占妇科门诊病人的10%。功能失调性子宫出血分为无排卵型及有排卵型两类。前者占70%~80%，多见于青春期及绝经过渡期女性；后者占20%~30%，多见于育龄女性。

案1 刘渡舟胶艾汤案

于某某，女，40岁。

1993年11月29日初诊：素来月经量多，近月余淋漓不断，某医院诊为“功能失调性子宫出血”。经色鲜红，质稀，头晕乏力，腰酸腿沉，口渴，口苦，便干。舌体肥大，舌边有齿痕，苔白，脉沉按之无力。《经》云：冲为血海，任主胞胎。今冲任不固，阴血不能内守，而成漏经。方用胶艾汤加味。阿胶珠12g，艾叶炭10g，川芎10g，当归15g，白芍15g，生地20g，麦冬20g，太子参18g，炙甘草10g。服7剂而血量大减，仍口苦，腰酸，大便2日一行，于上方中加大麻仁12g。又服7剂，诸症皆安。

摘自：陈明等. 刘渡舟临证验案精选. 北京：学苑出版社，1996：161.

案2　范中林甘草干姜汤合麻黄附子细辛汤案

吴某，女，43岁，新华社工作人员。

病史：自1971年，因失眠与低血压时而昏倒，当时未予重视。1975年以后，发病频繁，尤其是经量多，间隔短，长期大量失血，不能坚持工作。先后经北京数家医院均诊断为“功能失调性子宫出血”，并发失血性贫血症。曾转外地医院，诊断如前，经治疗无效。1978年6月12日来诊，按太阴、少阴同病论治。前后治疗4个月，诸症痊愈，恢复工作。

初诊：行经不定期，停后数日复至，淋漓不断，色暗淡，夹乌黑瘀块甚多。头痛、浮肿、纳呆、蜷卧，失眠惊悸，气短神疲，肢软腹冷，恶寒身痛。面色苍白，形容憔悴。舌质淡，苔白滑，根部微腻。脉沉而微细。乃太阴少阴证崩漏。法宜温经散寒，复阳守中，以甘草干姜汤主之。处方：炮姜30g，炙甘草30g，3剂。

二诊：服药后胃口略开，仍恶寒身痛。继以甘草干姜汤合麻黄附子细辛汤，温经散寒，表里兼治。处方：炮姜30g，炙甘草30g，麻黄9g，制附片60g，细辛3g。上方随症加减，附片加至每剂120g，炮姜120g，共服25剂。

三诊：全身浮肿渐消，畏寒蜷卧、身痛头痛均好转。崩漏止，月事趋于正常，瘀块显著减少。舌质转红，仍偏淡，苔白滑，根腻渐退。病已明显好转，阳气渐复，阳升则阴长，但仍有脾湿肾寒之象。法宜扶阳和阴，补中益气。以甘草干姜汤并理中汤主之，随症加减，共服40余剂。处方：制附片60g，干姜15g，炙甘草30g，党参30g，炒白术24g，茯苓20g，炮姜30g，血余炭30g，肉桂10g，鹿角胶6g。至1978年10月中旬，月经周期、经量、经色已正常，诸症悉愈，恢复全日工作。春节前后，因任务急迫，每日坚持工作12小时以上，自觉精神旺盛。1979年3月临出国体检时，均属正常。

摘自：范中林等．范中林六经辨证医案选．北京：学苑出版社，1983：79-82.

结　语

本病的主要发病机制是冲任损伤，不能制约经血。引起冲任损伤的原因很多，常见有脾肾阳虚和肝肾阴虚。脾肾阳虚者宜温肾健脾，固冲止血；肝肾阴虚者宜滋养肝肾，固冲止血。法宜温经散寒，复阳守中，以甘草干姜汤主之；证属肾虚冲任不固，血海不藏之患，方用胶艾四物汤加味治疗。

第二章　急性盆腔炎

急性盆腔炎是指女性内生殖器及其周围结缔组织、盆腔腹膜发生的急性炎症，可局限于一个部位，也可几个部位同时发病。常见致病菌为葡萄球菌、链球菌、大肠杆菌、厌氧菌及性传播病原体，如淋菌、支原体、衣原体等。经淋巴、血液或直接蔓延至盆腔而引起。常见急性子宫内膜炎、子宫肌炎、输卵管炎、输卵管积脓、输卵管卵巢脓肿、盆腔结缔组织炎、盆腔腹膜炎，严重者可引起败血症及脓毒血症。如不及时控制，可出现感染性休克，甚至死亡。

中医学中，“妇人腹痛”“热入血室”“产后发热”“带下病”“癥瘕”等可为此病。临床上应参照中医相关病证，观其脉症，知犯何逆，随症治之。

案1　何少山大黄牡丹汤案

沈某，女，27岁，职员。

1979年7月14日初诊：患者“人流”2次，末次术后恶露不绝，量或多或少，色紫暗夹瘀块，迄今二旬，小腹隐痛，昨起加剧，痛时泛恶，乍寒乍热，纳差便燥，舌质暗红，苔薄腻，脉沉细弦。妇检：阴道见少量咖啡色分泌物，宫颈中度糜烂，宫颈举痛（++）、宫体后倾、正常大小、活动尚可、压痛，附件右侧呈片状增厚、压痛（++）、左侧呈条索状增粗、压痛（+），体温 37.5℃。血象：白细胞 12×10^9/L，中性 80%。西医诊断：急性盆腔炎。证系胞络受损，宿瘀留恋冲任，气机不利，血难归经。法拟活血祛瘀，荡涤胞脉，大黄牡丹合生化汤化裁。生军、丹皮、桃仁、炒赤芍、七叶一枝花、当归各 10g，冬瓜子 15g，川芎、炮姜、生甘草各 5g，益母草、红藤各 30g，3 剂。

次诊：热退痛减，恶露已少，原方生大黄改熟大黄炭，去桃仁加莲房、桑寄生，3 剂。续四诊而愈。

【原按】

急性盆腔炎特点是本虚标实，冲任虚损，瘀邪胶结，热毒内盛。急性期的治疗，祛邪是当务之急。《证治准绳》说："带下并常有败脓，淋露不已，腥秽殊甚，遂至脐腹更增冷痛，此盖败脓血所致，卒无已期，治须排脓为先。"力主祛邪毒败脓随带下而去。《血证论》又说："瘀血之去，乃新血日生，瘀血无处可留，……或化而走小便，或传而入大肠。"强调了二便亦为祛邪的重要去路。《金匮要略》大黄牡丹汤系仲景治肠痈要方，具有泻热排毒、活血行水、逐瘀排脓之功。用之于本病，能解除急性盆腔炎的邪毒和瘀滞，以达到治疗目的。

摘自：何嘉琅．何少山治疗急性盆腔炎经验．浙江中医药大学学报，1985（4）：32.

案 2　李可四逆汤合少腹逐瘀汤案

耿某，女，33 岁。

1983 年 8 月 27 日初诊：少腹两侧痛，拒按，黄带如注，秽臭。妇检子宫前位，化验白细胞 19.5×10^9L，中性 80%。诊为慢性盆腔炎急性感染，转中医诊治。诊见脉迟细，58 次/分钟，舌淡胖水滑。胃中酸腐作呕，腰困膝冷，神疲欲睡，面色嫩红如妆。妇科虽诊为急性盆腔感染，而患者症情有异，不仅中上气化无权，且见浮阳飞越之戴阳危象。若妄用清热利湿之剂，难免顷刻生变。予少腹逐瘀汤合四逆汤，加党参、云苓、泽泻、鸡冠花各30g，附子15g，易官桂为油桂3g（研粉冲服），引浮游之火归元，3剂。

9月14日二诊：上药服3剂，面赤如妆得退，腹痛止，带减，纳食已馨，两目有神，语声朗朗，诊脉滑数，94次/分钟。正气来复，加清热解毒药性平和之公英60g清化之。

11月14日，患者带幼子来门诊治腹泻，询其旧病，自服二诊方后已愈，农事繁忙季节亦能胜任家事劳作。

【原按】

对炎症的治疗，当因人而异。不可把“炎”字理解为火上加火，不可一见血象高便恣用苦寒攻泻。由于体质禀赋的差异，血象虽高，证属虚寒者并不少见。此例农妇，8口人，6个孩子，劳力少，生活困难，由劳倦内伤而致病，正气先虚，故多寒化、虚化。《医宗金鉴》外科云：“膏粱之变营卫过，藜藿之体气血穷。”古代中医已认识到疾病的个体特异性。豪门权贵、富商大贾与穷苦人民，患同样的病，而病机转归便截然不同。前者恣食膏粱厚味，肥羊美酒，无病进补，必然营卫壅塞，病多化热化毒，凡患痈疽，宜攻宜泻；后者食难求饱，衣难蔽体，吞糠咽菜，劳倦内伤，正气先虚，易于内陷，凡患痈疽，便当补托，起码要慎用攻伐，以保护脾胃为第一要义。即使当攻，也要中病则止，勿伤正气。

摘自：李可．李可老中医急危重症疑难病经验专辑．太原：山西科学技术出版社，2002：32.

结　语

急性盆腔炎的发病与阴部卫生习惯不良或房事不节或手术不慎，感受热毒、湿热之邪有关，或由临近脏器病变，累及子宫等而发病。其主要机制为湿热瘀交阻于子宫、胞络，致冲任带三脉功能失常，或素有宿疾，日久不愈，内结癥瘕，复因劳累、重感外邪而触发。临床常见热毒壅盛和湿热内结等因。如证系胞络受损，宿瘀留恋冲任，气机不利，血难归经，法拟活血祛瘀，荡涤胞脉，大黄牡丹合生化汤化裁。急性盆腔炎以实证、热证为多，治疗时应结合全身症状、舌脉等进行辨证论治。

第三章 卵巢囊肿

卵巢囊肿是指卵巢的良性肿瘤，是最常见的妇科疾病。可发生于任何女性年龄，以生育期最为多见。患者通常无明显症状，多在查体时偶然发现。临床上病情发展较缓慢，随囊肿的缓慢增大，常有月经紊乱、腹胀腹痛等不适。当这些症状比较严重时，女性患卵巢囊肿的可能性更高，而且病灶恶化罹患卵巢癌的机率及危害就更大。

案1 沈济苍桂枝茯苓丸合当归芍药散案

孙某某，女，20岁，未婚。

1975年11月初诊：1971年月经初次来潮，量多，余无不适。1973年起月经停止，多方治疗无效。1974年，经妇产科医院诊断为多囊性卵巢综合征。1975年11月来诊时，经停已2年半，以腹胀为苦，头晕，脱发，头部烘热，下肢不温，苔腻口臭，食欲不振，脉小弦。此气滞血瘀，《金匮要略》称为癥病，用桂枝茯苓丸合当归芍药散加减。处方如下：当归12g，赤、白芍各9g，桂枝9g，川芎9g，丹皮9g，茯苓9g，桃仁9g，益母草30g，淮牛膝15g，制香附9g，仙灵脾15g。

【原按】

服药30剂后，月经来潮，腹胀亦除，但月经量少不畅。在前方基础上加用红花、丹参、鸡血藤、五灵脂、生山楂等药，月经虽每月来潮，但始终不畅，常落后9天、16天、23天不等，腹部胀满时作，最后加用大黄䗪虫丸，每日9g，分2次吞服。前后共服大黄䗪虫丸3000g，治疗达1年余，月经完全恢复正常，妇科检查卵巢囊肿基本消失，然后用乌鸡白凤丸调补冲任收功。随访1年余，情况良好。这说明运用活血化瘀方法治疗卵巢囊肿与现代实验研究能调整卵巢内分泌失调是一致的。

摘自：沈济苍．我对活血化瘀法的认识和运用．上海中医药杂志，1978（1）：37.

案2　何少山黄芪建中汤案

罗某，女，42岁。

1997年4月1日初诊：1995年因右侧卵巢内膜异位囊肿，行囊肿剥除术，1周前体检时又发现左附件包块，B超提示左卵巢见囊性块，内液稠，印象为内异囊肿可能。自诉小腹偶有隐痛，腰酸，近3个月来经量偏少，经前乳胀，末次月经3月22日，下血不爽，伴肛门坠胀感，舌红苔薄脉细涩。西医诊断：子宫内膜异位症。中医辨证：气虚血瘀，日久成癥。治拟健脾渗湿，活血消瘀。药用黄芪建中汤加减：生黄芪、茯苓、当归、赤芍、白术、防己、泽兰各10g，桂枝、血竭各5g，熟大黄9g，桃仁、制没药各6g，莪术、皂角刺各12g，半枝莲15g。经期改予活血疏肝，理气消癥药。月经量渐增，腹痛及肛门坠胀感减轻，调理3个月后B超复查，左卵巢内仅见1.5cm囊性块，内液稠，再巩固治疗2个月，诸症悉退。定期B超检查，随访半年，包块未见增大。

摘自：王晓光．当代名医经方应用赏析．北京：人民军医出版社，2005：435.

案3　马剑云人参鳖甲煎丸案

王某，女，31岁。

1974年初开始有下腹部隐痛，白带较多，同年7月妇科检查右侧卵巢有一核桃大包块，同年11月包块增大为拳头大。1975年3月检查双侧卵巢囊肿，右侧拳头大，左侧核桃大。某医院超声波检查右侧肿块5cm×5cm×6cm，左侧3.5cm×4cm×4cm。近年来下腹部坠胀隐痛逐日加重，月经后下腹坠胀更剧，腰酸，白带多，大便常溏。苔薄微黄，脉象小弦。小腹可触及包块，推之不动，质地较硬。证属禀赋偏弱，忧思伤脾，脏腑不和，气机阻滞，久则瘀血内停，始为瘕，继为癥。理气消胀、活血化瘀为治，用少腹逐瘀汤等2个月无效。

1975年9月，使用人参鳖甲煎丸，每日3次，每次3g。月经期加用少腹逐瘀汤数剂，2个半月后妇科检查右侧卵巢囊肿由原来拳头大缩为鸡蛋大，左侧卵巢囊肿已消散，下腹坠胀大减，又用药2个月到妇科检查宫体增大，右侧附件有小核桃大的包块，诊为“早孕”，鉴于右侧卵巢还有一个小囊肿，病人要求人工流产，继续治疗。1976年底仍能扪及右侧附件有核桃大囊肿，超声波检查宫口右侧仅见1.5cm液平反射。1977年病情稳定，间断地服用丸药。1978年基本未服用药，同年11月停经50多天，诊断为“早孕”，至1979年6月顺产一男孩。孕期及产后下腹部均无任何症状。产后4个月做一次下腹部B超声波检查未提示任何异常，追访3年双侧卵巢均无囊肿。

摘自：马剑云．鳖甲煎丸治愈双侧卵巢囊肿1例．中医杂志，1982（7）：65.

案4　于慎中薏苡附子败酱散案

马某某，女，39岁。

1990年12月2日初诊：主诉右下腹肿块，小腹坠痛2月余。患者曾有慢性盆腔炎病史，近2年来小腹部胀痛，月经前期腰酸，经期延长，白带增多。今年9月发现右侧下腹部有拳头大小肿物，伴隐痛、下坠感，按压轻痛，近1个月阴道出血2次，量少，有血块，小腹坠痛加重。在我院妇科检查：下腹部轻压痛，右下腹部可触及9cm×7cm大小的肿物，活动差，质软，表面光滑，轻压痛。B超检查示：右侧卵巢区域，可见10cm×7cm大小的液性回声反射区域，边界清，明显包膜。临床诊断为右侧卵巢囊肿，慢性盆腔炎。建议消炎治疗后手术切除囊肿，患者不愿手术，遂转中医治疗。患者面白少泽，身倦乏力，胃纳不佳，小腹坠胀、疼痛，喜暖畏凉，白带多，清稀，小便清，大便正常，腹部濡软，舌质淡，苔白薄腻，脉沉紧。处方：淡附片12g，薏苡仁30g，败酱草15g。上方服6剂后，小腹坠胀明显减轻，白带量减少，胃纳好转。继服上方12剂，12月24日妇科复查，右下腹肿块缩小，大小约6cm×4cm，质软，压痛不明显，原方再服18剂。妇科检查：右下腹肿块消失，B超复查未见异常，随访至今未见复发。

【原按】

本病与《内经》中“肠覃”之说相类同。其病机为寒凉伤于营卫，水湿聚积不散所致。本例患者诊断为卵巢囊肿，于慎中老师据其脉证，辨证为寒凝湿滞，积聚不散，用薏苡附子败酱散治疗，方中附子温阳以散寒湿，薏苡仁利湿消散水气，败酱草散瘀行滞。全方温阳行湿，消瘀散滞，恰合本病病机，使湿瘀消散，气血通畅而愈。薏苡附子败酱散原为“肠痈”而设，但实际应用并非仅限于此，中医所称“肠痈”，其所指范围较广泛。临证若能抓住主症，认清病机，亦可异病同治。

摘自：孙健民．于慎中教授运用经方经验举隅．山西中医，1994（2）：2.

案5　王希知桂枝茯苓丸案

钱某，女，28岁。

主诉及病史：左少腹胀而隐痛已半年余，经妇科检查诊为“左卵巢囊肿”。患者因不愿手术而来我院求治。诊查：病者婚后3年未育，月经愆期，经期小腹胀痛较甚，经水暗紫有瘀块，乳房作胀，左侧少腹胀甚隐痛，有时可扪及包块。近半年来小腹渐有胀大之势。诊其舌暗红，薄苔，脉弦，小腹轻度膨大，腹壁软，左侧少腹隐约可扪及一长形块状物。

辨证：诊为癥瘕，乃肝失疏泄，肝经气滞血瘀，水湿内结为患。

治法：治以活血化瘀、利水湿以消散癥块法。

处方：桂枝茯苓丸加味。桂枝9g，茯苓30g，赤芍12g，丹皮10g，桃仁10g，丹参10g，延胡索10g，川楝子9g，制香附9g，川芎9g，䗪虫9g。水煎服，日1剂。服药3个月，痛经明显好转。服药4个月，小腹胀痛基本消失。妇科检查，囊肿显著缩小。带原方出院继续服药1个月，再经妇科检查，囊肿消失。给服当归补血汤合少腹逐瘀汤（每月经期服7剂）。服药2个月后，月经正常无痛经。半年后，经妇科检查已怀孕2个月。

摘自：董建华．中国现代名中医医案精粹．北京：人民卫生出版社，2010：76.

结　语

中医学认为卵巢囊肿的发病与七情所伤密切相关，如经期或产后外感风寒，或内伤生冷或郁怒伤肝造成正气内损、脏腑失和。

气机阻滞，瘀血内停者，治宜理气消胀，活血化瘀，方选人参鳖甲煎丸加减治疗；痰湿与瘀血互结为证，方以桂枝茯苓丸加味治疗；若气虚血瘀，日久成癥，治拟健脾渗湿，活血消瘀，药用黄芪建中汤加减。

第四章 慢性盆腔炎

慢性盆腔炎常为急性盆腔治疗不彻底，或患者体质较差，病程迁延所致。但也有的妇女并没有急性盆腔炎的过程，而直接表现为慢性盆腔炎。慢性盆腔炎病情较顽固，当机体抵抗力较差时，便急性发作。

案1 岳美中当归芍药散案

邵某、眭某两位女同志，均患少腹作痛。邵某腹痛，白带多，头晕，诊断为慢性盆腔炎，予以当归芍药散作汤。方用：当归9g，白芍18g，川芎6g，白术9g，茯苓9g，泽泻12g。数剂后，腹痛与头晕基本消失，白带减少。眭某长期腹痛，小腹重坠，白带多，头目眩晕，投以当归芍药散作汤用。

二诊：腹痛白带均减，改用少腹逐瘀汤治其白带症。

【原按】

两例均有腹痛，带下，头目眩晕，为肝郁脾虚、气滞湿甚之候，正为当归芍药散所主，改散作汤，力更胜也。

摘自：中国中医研究院．岳美中医案集．北京：人民卫生出版社，2005：42.

案2　何少山黄芪建中汤案

沈某，女，33岁。

1997年5月7日初诊：2年前有急性盆腔炎史，当时予抗炎药物治疗后腹痛缓解。常因劳累或经后感小腹掣痛。本次亦因劳累后复发，少腹左侧掣痛，腰痛，头晕乏力，纳差，舌质淡，苔薄腻。脉细弦。西医诊断：慢性盆腔炎。中医辨证：脾胃虚弱，湿瘀内阻。诊断：盆腔少腹痛。治拟健脾和中，散瘀解痛。药用：炙黄芪15g，桂枝5g，炒白芍10g，生甘草5g，茯苓10g，炒白术10g，红藤30g，马齿苋15g，蒲公英15g，徐长卿9g，制没药6g，川断10g。7剂后精神稍振，腹痛亦轻，守方再调理近2月，腹痛基本消除，随访半年内未复发。

摘自：章勤．何少山用黄芪建中汤治妇科病3案．江苏中医，2000（7）：23.

案3　刘绪英桂枝茯苓丸案

袁某，女，41岁。

1993年3月2日初诊：患者于1991年12月做人工流产手术，术后因受凉始觉下腹部坠胀疼痛，腰部冷痛，白带量增多、质稀、呈褐色，左下腹似有包块，按之疼甚，每逢受凉则上述症状加重。曾在某院妇科检查，子宫大小正常，活动受限，双侧附件增厚并明显压痛。左下腹可触及3cm×4cm大小之条索状包块，压痛。B超提示左侧附件区可见囊性包块，化验血常规：白细胞7.2×10^9/L，中性粒细胞0.70，淋巴细胞0.30。诊断为慢性盆腔炎。给予氟哌酸等西药治疗，效果不佳，遂来我科就诊，症状同上述。诊见：面色苍黄，舌色淡红，舌边缘有瘀斑，苔薄白，脉弦涩。中医诊为带下病。辨属寒凝血瘀，湿浊不化，治以活血化瘀、祛寒化湿法，方用桂枝茯苓丸加味。处方：桂枝 15g，桃仁 15g，丹皮 15g，茯苓 12g，赤芍 15g，川芎 12g，延胡索 12g，苍术 12g，香附 12g，甘草 3g。水煎服，日 1 剂。服上方 5 剂后，下腹坠胀疼痛及腰部冷痛明显减轻，白带明显减少，左下腹包块缩小，继用上方加蒲黄 9g，又连服 10 剂，自觉症状消失。妇科检查：子宫大小正常，双侧附件区压痛消失，左下腹条索状包块消除，复查 B 超提示左附件区囊性包块消失。病告痊愈，随访 1 年未复发。

摘自：刘绪英．桂枝茯苓丸新用．河南中医，1995（6）：342.

案 4　江淮保薏苡附子败酱散案

李某，女，30 岁。

1991 年 8 月 10 日初诊：近半年来腰骶部及下腹部酸胀痛，服抗生素等症状未减。近 1 月来，又增肛门坠胀，劳累、受凉及月经期症状加重。月经期延长，经色暗黑，白带量多色黄，舌淡暗，苔白润，脉细弱。妇科检查：附件增粗，压痛（+）。B 超示：输卵管增粗，子宫直肠窝积液，液平 2.4cm。证属久病正虚，湿热蕴结盆腔。薏苡附子败酱散加味：制附片 10g，败酱草、薏苡仁、益母草、红藤各 30g，黄芪 15g，柴胡 6g。10 剂后，腹痛、肛门重坠明显减轻，然口干、大便秘结。上方制附片减至 5g，加生首乌 30g，继服 20 余剂，诸症悉除。B 超复查：子宫直肠窝少许积液。至今未发。

【原按】

本案患者系阳气耗损，阴阳失调，湿热内蕴，气血壅滞所致，故投以上方加味，以温阳散结，除湿破瘀，使顽疾得除。

摘自：江淮保．薏苡附子败酱散临床新用．浙江中医杂志，1995（6）：285.

结　语

本病以慢性、持续性下腹痛为主要症状，临床表现以实证多，虚证少。即使是虚证，也是虚中夹实，辨证时必须参以全身症状、舌脉等以辨寒热虚实。治疗以活血理气、化瘀散结，结合体质的强弱和病变涉及的脏腑，灵活采用祛邪以扶正、扶正以祛邪或祛邪扶正并用的治法。同时因多以局部症状为主，常需内服与外治，整体与局部相结合的综合治疗。临床实践证明，疏肝理气，健脾益气，内服活血通络的药物，配合活血消瘀、行气散结的中药外治，这种整体和局部、扶正与祛邪相结合，多途径给药的综合疗法，可明显提高疗效。若慢性盆腔炎证属脾胃虚弱，湿瘀内阻者，治拟健脾和中，散瘀解痛，方选黄芪建中汤；证属久病正虚，湿热蕴结盆腔者，方选薏苡附子败酱散加味，以温阳散结，除湿破瘀，使顽疾得除；证属肝郁脾虚、气滞湿盛之人，为当归芍药散所主。

第五章 子宫肌瘤

子宫肌瘤是一种常见于成年女性的妇科肿瘤，其确切的名称应为子宫平滑肌瘤，主要由子宫平滑肌细胞增生而形成，其中少量的结缔组织纤维仅作为一种支持组织而存在。此病多见于30~50岁妇女，30岁以下少见，20岁以下极少见；以40~50岁发生率最高，占发病总数的51.2%~60.9%。若绝经以后子宫肌瘤增生，一般表示有变性，应警惕子宫肌瘤恶变可能。国家最新统计资料表明，子宫肌瘤在30~50岁的女性发病率约为30%。临床上，由于肌瘤数目不多，体积不大，无月经改变或其他症状而易被忽略。

案1 岳美中桂枝茯苓丸案

赵某某，女，47岁。

1961年4月3日初诊：患者于4年前发现下腹部有一鸡蛋大肿物，未予介意。但肿物逐渐增大，4年后腹围增至97cm，较前增加17cm，如怀胎状。2天前突发下腹剧痛，冷汗淋漓。经某医院诊为“子宫肌瘤”，并建议立即手术治疗，患者未允，乃请岳老诊治。诊见形体消瘦，面色萎黄，下腹肿物按之坚硬，压痛明显，舌质暗，少苔，脉沉细而涩。经水2~3月一行，量少色暗，夹有血块。处方：桂枝9g，茯苓9g，川芎9g，丹皮9g，桃仁9g，白芍21g，当归9g，泽泻21g，白术12g。服药10剂后，腹痛明显减轻，乃将原方改为散剂，每服 9g，日服 2 次。服用 2 个月，下腹肿物日渐变小，症状大见好转。服药半年，下腹肿物消失，经水正常，诸症悉除。7 年以后，患者复因处境不顺，情志不舒。下腹肿物又起，逐渐增大，症状同前。经岳老诊治，仍继服原方散剂，3 个月后，又获痊愈。

摘自：陈明．金匮名医验案精选．北京：学苑出版社，2011：503-504.

案 2　李可桂枝茯苓丸案

燕某，44 岁。

1983 年 7 月 13 日初诊（门诊号 0039319）：经晋中二院妇检，确诊为子宫肌瘤（9cm×8cm），建议手术切除，以免后患。患者畏惧，特来门诊求治。

复诊：少腹胀大如怀孕 5 月状，脐下有拳头大之圆形肿物。痛经 5 个月，每月经行不畅，色黑稠黏，块屑甚多，淋漓不断，常延续 10 日以上不止，经期绞痛胀急。面色暗，舌淡红，脉弦。有形癥积，已非一日，予桂枝茯苓丸加虫类搜剔缓攻之：桂枝、桃仁、丹皮、赤芍各 15g，茯苓 45g，柴胡、红参（另炖）、灵脂、䗪虫、甘草各 10g，大贝 15g，生水蛭、炮甲珠各 6g，蜈蚣 2 条（研粉，黄酒冲服），10 剂。

8 月 11 日二诊：前投桂枝茯苓丸缓攻癥积，红参、灵脂扶正化瘀，虫类入络搜剔，迭进 10 剂，少腹膨隆之状大减，胀势已松。今适值经期，腹未痛，黑块已少，脉沉滑，舌色暗。因势利导，通经化瘀为治。桂枝 15g，茯苓 45g，赤芍 25g，桃仁、丹皮各 15g，益母草、归须、丹参各 30g，柴胡、酒香附、泽兰叶各 12g，川牛膝 30g，甘草 10g，生水蛭、炮甲珠各 6g，蜈蚣 1 条（研粉，黄酒冲服），鲜姜 5 片，枣 10 枚。

8 月 16 日三诊：上方连服 3 剂，经行畅通，下瘀块甚多，少腹如孕之状已消，腹痛已除。近日白带多，脉舌如前。予初诊方 5 剂，加生山药

30g、车前子 10g（包）。

8 月 31 日四诊：少腹平软如常人，丸方缓攻。桂枝、茯苓各 30g，归须、䗪虫、大贝、炮甲珠各 30g，太子参 60g，灵脂 30g，生水蛭 15g，蜈蚣 30 条，制成 10g 蜜丸，每次 1 丸，3 次/日。

9 月 16 日五诊：丸药服约过半，我院超声探查，子宫 5cm×8cm×5cm，肌瘤基本消失。1984 年 3 月 15 日追踪复查，超声提示：子宫 6cm×5cm×3cm，一切正常。

截至 1984 年 5 月，以上法治子宫肌瘤 17 例，除一外省患者情况不明，皆获痊愈。凡瘀积重，面色暗黑，眼有黑圈，环口一圈紫暗，手足心、前胸后背发热者，为血瘀发热，加酒大黄 10~15g，3~5 日即退，去大黄，此即大黄䗪虫丸意。正虚加党参、灵脂，虚甚者用红参。4 种虫类药，软坚散结，化瘀力强。生水蛭为破瘀第一要药，破瘀血不伤新血。可视瘤体之大小，病程之久暂，用 3~6g。炮甲珠穿透走窜之性无微不至，凡血瘀血凝皆能开，且有升高白细胞作用，寓补于攻，妙用无穷。冲任隶属于肝，血瘀者气必滞，加柴胡疏达肝气，大贝消痰软坚，缩短疗程。

【原按】

卵巢或输卵管囊肿，余多从瘀阻胞宫、寒湿凝聚论治，以桂枝茯苓丸合五苓散，加油桂温阳化湿。若少腹不时绞痛，多属寒凝，加吴茱萸 15g（洗）直入肝经血分，破冰解冻，收效更速。加子宫专药益母草，协以丹参、泽兰叶，加强宫血循环，促进炎性渗出物之排泄及吸收，加炮甲珠透达囊肿，五苓利水，多数可在半月内治愈。慎用清热解毒药，用之不当，反使寒湿凝结不化。

摘自：李可．李可老中医急危重症疑难病经验专辑．太原：山西科学技术出版社，2002：27.

案3　魏长春桂枝茯苓丸案

亢某，女，34岁。

1974年7月14日初诊：主诉及病史：西医诊断为子宫肌瘤。诊查：小腹胀痛，上腹不舒，神倦，纳减，肠鸣阵作，下肢可见紫斑，大便时坚时烂。舌红少苔，脉象无殊。辨证：病属癥瘕，乃气滞血瘀所致。治法：宗仲景桂枝茯苓丸之意，理气活血兼清下焦郁热。处方：桂枝3g，茯苓9g，丹皮6g，赤芍6g，白芍9g，桃仁9g，香附9g，益母草9g，佛手柑6g，蒲公英30g，青皮4.5g，陈皮4.5g，大青叶9g，败酱草15g，7剂。

二诊：病症如前，纳呆便溏，咽喉燥痛。仍需活血消瘀，清血分之热。处方：桂枝3g，茯苓9g，赤芍9g，丹皮6g，桃仁9g，五灵脂9g，佛手柑6g，蒲黄9g，青蒿梗9g，银柴胡9g，白薇9g，7剂。

三诊：脉弦细，舌深红无苔。处方：桂枝3g，茯苓9g，赤芍9g，丹皮9g，泽兰叶9g，红花9g，焦山楂9g，泽泻9g，通草3g，5剂。

四诊：近查子宫肌瘤已消失。惟感左侧腹部有胀痛，大便夹有黏液，体疲乏力，偶有头痛恶心。此乃本元虚弱，虑其留瘀未尽。仍用祛瘀生新以善后。处方：桂枝3g，茯苓12g，赤芍9g，丹皮6g，干姜3g，红枣6g，炙甘草3g，肉桂3g，10剂。

摘自：董建华．中国现代名中医医案精粹．北京：人民卫生出版社，2010：204-205.

结　语

本病辨证要点主要是子宫肌瘤的大小，月经的期、量、色、质，舌、脉，以及兼症和全身情况。本病主要为实证，治疗大法以活血化瘀、消瘀散结为主。若毒蕴胞宫，瘀滞凝结，治宜活血通滞，解毒散瘀；升麻鳖甲汤加减。证属瘀血阻滞，治宜活血祛瘀，用桂枝茯苓丸。若子宫大于2个月妊娠子宫或继发贫血者，可考虑手术治疗。

第六章 更年期综合征

妇女在绝经期前后的一段时期内，以月经紊乱或绝经为主症，出现烘热汗出、烦躁易怒、潮热面红、眩晕耳鸣、心悸失眠、腰背酸楚、目浮肢肿、皮肤蚁走样感、情志不宁等一系列症状，称为更年期综合征，亦称绝经前后诸症。这些症候往往轻重不一，参差出现，持续时间或长或短，短者仅数月，长者迁延数年。

西医学中，围绝经期综合征、卵巢早衰、手术切除或理化因素损伤双侧卵巢出现围绝经期症状者，可参照本病治疗。

案1 刘渡舟竹皮大丸案

王某，女，50岁。

1994年8月29日初诊：近半年来感觉周身不适，心中烦乱，遇事情绪易激动，常常多愁善感，悲痛欲哭。胸闷心悸气短，呕恶不食，头面烘热而燥，口干喜饮，失眠多梦，颜面潮红，但头汗出。月经周期不定，时有时无。某医院诊断为“更年期综合征”，服更年康及维生素等药物，未见效果。舌苔薄白，脉来滑大，服之则软。刘老辨为乳中虚，阳明之气阴不足、虚热内扰之证。治宜养阴益气，清热除烦。方用《金匮要略》之竹皮大丸加减。白薇10g，生石膏30g，玉竹20g，丹皮10g，竹茹30g，炙甘草10g，桂枝6g，大枣5枚。服药5剂，自觉周身轻松，烦乱呕逆之症减轻，又续服7剂，其病已去大半，情绪安宁，睡眠转佳，病有向愈之势。守方化裁，共服20余剂而病愈。

摘自：陈明等．刘渡舟临证验案精选．北京：学苑出版社，1996：157-158.

案2　矢数道明桂枝茯苓丸案

石某，42岁，主妇。

初诊：1961年7月29日。去年夏日起，胸闷短气，头晕，重则摇晃欲倒。神经官能症诸症，如头晕，眩晕，肩凝，动悸，全身倦怠等。怀孕6次，生育3胎。9年前行避孕手术，月经量减少。体格、营养、面色均一般。腹症：脐旁、脐下触有硬结并伴有压痛，少腹有明显瘀血症候，左右（尤以左）季肋下有抵抗性压痛，即胸胁苦满。沿两侧腹部肝胆经循行处，触之紧张，故瘀血症状与胸胁苦满并存。因瘀血而出现下腹部腹症，胸胁苦满季肋下反应。据上述诸症分析，宜柴胡与桂枝茯苓丸合方。凡此者投予祛瘀血剂，亦可同时消除胸胁苦满。于是，先投予桂枝茯苓丸。服本方10日后，主诉诸症基本消失，腹症之瘀血与胸胁苦满均已消退。

摘自：矢数道明．汉方治疗百话摘编．北京：科学技术文献出版社，1981：229.

案3　秦德平温经汤案

李某，女，48岁。

月经先后不定期已3个月，头昏目眩，失眠多梦，午后低热，心烦口苦，烦躁易怒，耳鸣耳闭，唇口干燥，手足心热，面部时感烘热，经量或多或少，舌质淡，还有紫斑，脉沉涩。冲任虚寒，瘀血内结，且夹有阴虚内热之象。温经养血，祛瘀滋阴，温经汤加味。吴茱萸9g，桂枝9g，当归9g，赤白芍9g，丹皮9g，麦冬9g，生地9g，川芎4.5g，月季花4.5g，甘草4.5g，阿胶12g，生鳖甲20g。连服10剂后，自觉头昏略减，睡眠稍安，烦热及面部烘热间或发作，药已获效，继进7剂，痊愈。

【原按】

低热、心烦、唇干、手足心热、失眠多梦等症，由瘀血内结所致。何以知之？以舌有紫斑，脉来沉涩也。盖瘀血不去，新血不生，心肝失养，而现本案诸症，投温经汤化祛瘀血即愈。

摘自：秦德平．金匮要略温经汤的临床应用．江西中医药，1980（4）：67.

案4　岳沛芬柴胡加龙骨牡蛎汤案

患者，女，49岁。

2005年6月23日初诊：月经紊乱1年余，伴潮热汗出加重1月。近1年来，月经紊乱，先后不定期，伴潮热汗出、烦躁。近1月来自觉燥热汗出加重，伴心悸、失眠、乏力、胃脘不舒、目干涩、大便不成形2~3次/天，小便调。舌质淡苔黄厚，脉细弦。证属肝郁肾虚，治以柴胡加龙骨牡蛎汤加减。柴胡10g，生龙骨30g，生牡蛎30g，黄芩10g，党参10g，茯苓10g，炙甘草10g，半夏10g，百合30g，知母10g，枸杞子15g，菊花10g，浮小麦40g，夜交藤30g，板蓝根20g，水煎服。7剂后，诸症减轻。又坚持服药月余症状消失，停药后未复发。

摘自：岳沛芬．柴胡加龙骨牡蛎汤加减治疗更年期综合征38例．北京中医，2006（6）：342-343.

案5　谭日强小柴胡汤合桂枝加龙骨牡蛎汤案

陈某，女，51岁。

主诉及病史：患者更年期综合征。其症头痛头昏，腰腿酸痛，翕翕发热，啬啬恶风，虽时当盛夏，尚需厚巾裹头，精神疲倦，少气乏力，食欲不振，心悸失眠，月经已绝，有时便秘，有时腹泻，小便频数，曾服西药谷维安、安定片等，中药归脾汤、玉屏风散之类无效，就诊于余。诊查：舌质正常，脉象弦缓。辨证：此寒热不和，营卫失调之候。治法：拟平寒热，调营卫。用小柴胡合桂枝加龙骨牡蛎汤。处方：西党参 15g，柴胡 10g，黄芩 6g，法半夏 10g，桂枝 6g，白芍 15g，炙甘草 3g，生姜 3 片，大枣 3 枚，生龙骨 15g，生牡蛎 15g。

二诊：药尽 5 剂后，发热、汗出、恶风等症稍减，余症如前。仍依前法，改用二加龙骨牡蛎汤。处方：白薇 10g，附片 6g，白芍 15g，炙甘草 3g，生姜 3 片，大枣 3 枚，生龙骨 15g，生牡蛎 15g，淮小麦 15g，糯稻根 15g。

三诊：服上方药 5 剂，发热汗出恶风等症已去，惟头昏头痛，腰腿无力，脉变弦细。拟益气养阴，平补肝肾，用生脉散、扶桑丸、二至丸、甘麦大枣汤合为一方。处方：西党参 15g，麦冬 10g，北五味子 3g，胡麻 10g，桑椹 10g，女贞子 10g，旱莲草 10g，白芍 15g，淮小麦 15g，大枣 3 枚，甘草 3g。连服上方药 15 剂，其病渐次痊可。

摘自：董建华．中国现代名中医医案精粹．北京：人民卫生出版社．2010：157.

结　语

绝经前后诸症是妇女在年届 50 岁左右的特定时期，由于肾气渐衰，天癸渐竭，冲任二脉虚衰，月经将断，对外界的刺激因素难以适应，阴阳失衡，脏腑气血不调，而出现的一组特有的症候。其发病以肾虚为主，因偏于阴虚或阳虚，或阴阳两虚而出现不同证候，并可累及心、肝、脾。病变过程中，亦可因脏腑气血功能失调而出现痰湿、瘀血、气郁等兼杂证。如柴胡加龙骨牡蛎汤加减，方取小柴胡汤，和解枢机，扶正祛邪；配以龙骨、牡蛎摄纳浮阳，重镇安神；茯苓宁心安神。若症见魂魄不宁，方中加入百合、知母以补虚、清热、养阴、润燥摄魄；若肝郁化火，伤阴耗液，加之思虑过度，使心脾两虚，临床可见脏躁症状，方中加入浮小麦、大枣以补益心脾，安神宁心；若伴有目干涩较重者，可用枸杞子、菊花滋阴清肝明目；失眠较重者，加入夜交藤、炒枣仁以养心安神；又如起病因心肾两虚，肝胃不和者，治以健脾宁心，疏肝益肾；或因气阴不足，虚热内扰，治宜养阴益气，清热除烦，竹皮大丸加减。治疗更年期综合征以益肾宁心为主，结合具体症候辨证施治，并辅以心理治疗，加强绝经前后保健。

中篇

中医病证篇

第一章 经行感冒

每值经行前后或正值经期，出现感冒症状，经后逐渐缓解者，称“经行感冒”。

班秀文桂枝汤案

黄某，女，35 岁，工人。

1 年来经行周期基本正常，色量一般，但每逢经行之时则感冒。现经行第 1 天，头晕痛，鼻塞，泛恶欲呕，肢节腰脊酸疼，苔薄白，舌质淡润，脉沉不浮。证属经行正虚，荣弱卫强，腠理不密，邪得乘虚而入。脉之所以沉而不浮，是血虚不充形，故可仿桂枝汤治之。方药：归身 12g，川芎 5g，桂枝 5g，白芍 5g，生姜 5g，炙甘草 5g，大枣 5g。每日水煎服 1 剂，连服 3 剂，嘱经前服 3 剂，防病重于治病。坚守半年，病不再发。

摘自：班秀文．班秀文妇科医论医案选．北京：人民卫生出版社，1987：21.

结 语

经行感冒因正虚而邪凑之，出现营弱卫强之证，可仿桂枝汤而治之，病即愈。

第二章 经行衄血

经行前后或经期，出现有规律的吐血或衄血症状，并伴随月经周期作止，称“经行吐衄”，亦称“倒经”“逆经”。临床上以鼻衄最为常见，多见于青春期女性，常伴有月经失调，甚至闭经等症状。

门纯德桃核承气汤案

王某，女，22 岁，学生。

月经来潮前 1~2 天，出现鼻衄，伴随月经周期发作，衄血量较多，色鲜红，而经水量少色暗。心烦易怒，头晕耳鸣，手足心热，尿黄便结，舌红苔黄，脉弦数。此为瘀热气逆，经血倒行；治以逐瘀、清热、降逆。处方：桃仁 6g，大黄 6g，桂枝 3g，炙甘草 6g，芒硝 6g，牛膝 13g，生地 12g，丹皮 9g。服上方 25 日后，经水来潮，未见衄血，经量正常。嘱其每经前 3~5 日服此方 1 剂。随访年余，未再发。

摘自：门纯德．桃核承气汤的灵活应用．河北中医杂志，1985（5）：42.

结　语

经行衄血的主要病机为血热而冲气上逆，经血妄行。因气为血帅，血热则气热，气逆则血逆。治应以“热者清之”及“逆者平之”为原则，以清热降逆、引血下行为其大法。但不可过用苦寒攻伐之剂，以免耗伤气血。门老运用桃核承气汤，清热、逐瘀、降逆，经行衄血即愈。

第三章 经行呕吐

经期出现呕吐的症状，因感受寒邪，或因瘀血阻滞，胃气上逆所致。

姚寓晨旋覆代赭汤案

盛某，女，21岁，学生。1977年4月13日初诊。

主诉：经行呕吐。现病史：月经量偏多，色鲜红，末次月经3月26日，5天净。患者有痛经史，3年来就余诊治得瘥，迄未复发。自述从1979年中秋时分，经期受冷，形寒呕恶。服药打针，感冒渐除，月经亦行。自此以后，惟每值经期，夹块不畅，辄作呕吐，饮食不进，经净乃平，苦不堪言。刻诊患者体型健壮，面红，明堂人中隐有浅青，纳少，大便秘结，恒3~5日一行，余无所苦。曾服香砂六君、旋覆代赭等方及西药未能有效。舌象：质红苔薄黄腻。脉象：弦细。辨证：冲脉失潜，胃气上逆。治法：镇冲降逆，和胃泻热。方药：旋覆花12g（包煎），代赭石30g，丹参15g，生枳壳10g，莪术、白术各10g，姜半夏12g，生茜草15g，醋大黄6g，怀牛膝12g。治疗经过：患者服上药5贴，大便已正常，每日1次。月经于4月20日转，呕吐未作，一诊而愈，迄无反复。

【原按】

本证属冲脉失潜，胃气上逆。《经》云：治者必求其本。所谓“本”，包括起病之由，本证起自经行感寒，冲脉为凝，逆气里急，循经而上犯阳明，以仅能治胃而未能调冲故也。乃于经前，值太冲气盛，势将逆上，予旋覆代赭汤中，去甘腻之品，加枳壳、莪术以疏理阳明，丹参、茜草、醋大黄、牛膝以引冲下达，迎而夺之，治属因势利导，故能一击得中。

摘自：姚寓晨．姚寓晨女科证治选粹．南京：南京出版社，1992：35-36.

结　语

经行呕吐，因于经期感寒，冲脉失潜，胃气上逆而发，可应用旋覆代赭汤加减，镇冲降逆，和胃泻热。

第四章 经行身痛

经行前后或经期，出现的遍身疼痛，尤以肢体、关节疼痛为主的症状，称“经行身痛”。

本病主因是素体正气不足，营卫失调，经脉失养，或因宿有寒湿留滞，经行时则乘虚而发。

姚寓晨温经汤案

许某，32岁，驾驶员。

1982年11月8日初诊：主诉：经来周身疼痛。现病史：量中，色紫暗，有瘀块。育1胎，流1次，末次月经10月13日转，5天净。患者于去年盛夏，月经方临，饮冷过多，遂腹痛经歇，经及时诊治获解。后每经行，辄身痛如杖，且形寒思睡。刻诊：面色隐有浅青，纳便尚调。舌象：暗红衬紫，苔薄。脉象：沉细带涩。辨证：寒瘀留经，气血失调。治法：疏理气血，温经调冲。方药：当归10g，赤、白芍各10g，川芎15g，桂枝10g，吴茱萸6g，细辛3g，仙灵脾15g，片姜黄15g，鸡血藤30g，生香附12g。治疗经过：服上方7剂，月经于11月15日转，肢节略有楚胀，下瘀血颇多，形寒见减，精神亦振。下月经前，继服5剂，恙情消失。

【原按】

《内经》云："所谓痹痛者，各以其时，重感于风、寒、湿三气也。"本案患者起自经行饮冷，气血被遏，寒凝留经，不通则痛，着而成痹，故每值经来，则气血欲行而不能，反复发作。治病求本，治以疏理气血、温经调冲为法，方用仲景温经汤化裁。方中重用川芎、姜黄、香附、鸡血藤等血中气药，以疏瘀通脉，而蠲其痹。桂枝通行血脉，服后冲脉通畅，寒瘀消，恙情消失。

摘自：姚寓晨．姚寓晨女科证治选粹．南京：南京出版社，1992：36.

结　语

经行身痛病机主要是素体正气不足，营血失调，经行时益虚，筋脉失养。一般虚者痛在经后为多，伴肢体麻木、酸楚乏力。宜益气和血、养营濡筋，方用温经汤化裁。

第五章 经行发热

经行发热是指每逢经期或经行前后出现以发热为主症，经净后发热自然退净或稍退的症状，称为“经行发热”。多见于育龄期妇女，常伴发于盆腔炎、子宫内膜异位症等疾病。本病属中医经行前后诸症范畴。

案1 班秀文小柴胡汤案

李某，女，24岁，已婚，汽车司机。

经行第3天，量多，色暗红，乍寒乍热，口渴，胸胁苦满，入夜加剧，舌质红，苔薄黄，脉弦数，此为热入血室之变也。拟和解少阳之枢，泻其实热为治。方药：柴胡10g，黄芩5g，党参10g，天花粉10g，竹茹5g，当归10g，瓜蒌壳10g，丹皮10g，生姜5g，炙甘草5g，大枣10g。水煎服，每日1剂，连服3剂。

【原按】

经行正虚，邪热乘虚陷入血室，厥阴与少阳相表里，故以小柴胡汤加减化裁和解少阳，枢机一转，则正气振奋，邪热自退。

摘自：班秀文．班秀文妇科医论医案选．北京：人民卫生出版社，1987：38.

案2 裘笑梅小柴胡汤案

郭某，女，33岁。

1983年12月12日初诊：主诉及病史：每遇行经则伴高热（39℃），经量多色暗夹血块，伴有少腹疼痛，面浮肢肿，心烦易怒，乳胀腰酸。曾在3年前产时子痫，亦有高热，病延半年。前医曾投秦艽鳖甲汤，经行高热未降，继用无效；改用清热凉血之品亦未见效。诊查：其舌质偏暗红，苔薄腻，脉弦细。辨证治法：证属热入血室，拟小柴胡汤加味。处方：柴胡15g，半夏9g，淡子芩9g，党参9g，生甘草3g，红枣12g，生姜3片，藿香9g，佩兰9g，炒扁豆10g，丹皮9g，5剂。

二诊：服药后经转，未见高热和浮肿，经行通畅，心烦减轻。本方有效，再嘱其经前7天继服药5剂，嗣后随访。上方药连服3个月，经行未呈高热，经汛按期。

摘自：董建华．中国现代名中医医案精粹．北京：人民卫生出版社，2010：215-216.

案3　刘奉五小柴胡汤案

王某，女，25岁。

1974年11月7日初诊：因月经先期量多1年余来院就诊。曾服用健脾养血、固冲止血之剂，出血未止。在此期间，突然感冒发烧（体温38℃），头晕，不欲饮食，心烦，恶心欲吐，胸满憋闷。舌质淡，脉滑细数。辨证为邪侵少阳，热入血室。治宜和解少阳，清热凉血。方药：柴胡3g，党参6g，黄芩6g，半夏6g，甘草3g，生地12g，丹皮6g，地骨皮6g，青蒿6g，马尾连6g，生姜3片，大枣3枚，三七末2.4g（分冲）。

11月9日复诊：服上方1剂后，阴道出血已止，体温正常，寒热已退，精神好转，食纳已香，仍感头晕憋气，二便自调，上方去三七，继服3剂诸症皆除。

摘自：北京中医医院．刘奉五妇科经验．北京：人民卫生出版社，1982：28-29.

结　语

经行来潮，血海空虚，热邪乘虚而入，与经血相搏，正邪相争，入于少阳，血结胞宫，热入血室。仿仲景法，用小柴胡汤，在经主气，在脉主血，和解清热，药证相符，收效甚速。

第六章 闭 经

闭经分为原发闭经和继发闭经。原发闭经是指年满18岁月经仍未来潮，或年满16岁有第二性征的发育但仍无月经来潮，或年满14岁无第二性征发育。原发闭经多由性发育异常或生殖道解剖异常所致，病因不同，临床表现也不同。继发闭经是指以前有月经来潮，但因某种原因导致月经闭止3个周期（按本人的月经周期计算）或6个月以上者。继发闭经较原发闭经多见。

本病的病因病机较复杂，按“辨证求因”原则可分为虚、实两端。虚者精血不足，血海空虚，无血可下；实者邪气阻隔，脉道不通，经血不得下行。虚者多因肝肾不足，气血虚弱，阴虚血燥而成经闭；实者多由气滞血瘀、痰湿阻滞所致。

案1 曹颖甫抵当汤案

周姓少女，年约十八九，经事三月未行。面色萎黄，少腹微胀，证似干血劳初起。因嘱其吞服大黄䗪虫丸，每服三钱，日三次，尽月可愈。自是之后，遂不复来，意其瘥矣。越三月，忽一中年妇人扶一女子来请医。顾视此女，面颊以下几瘦不成人，背驼腹胀，两手自按，呻吟不绝，余怪而问之，病以至此，何不早治？妇泣而告之：此吾女也，三月之前，曾就诊于先生，先生令服丸药，今腹胀加，四肢日削，背骨突出，经仍不行，故再求诊。余闻而骇然，深悔前药之误，然病已奄奄，尤不能不一尽心力，第察其情状，皮骨仅存，少腹胀痛，重按痛益甚。此瘀积内结，不攻其瘀，病焉能除？又虑其元气已伤，恐不胜攻，思先补之。然补能恋邪，尤为不可，于是决以抵当汤予之。虻虫一钱，水蛭一钱，大黄五钱，桃仁五十粒。明日母女复偕来，知女下黑瘀甚多，胀减痛平。惟脉虚甚，不宜再下，乃以生地、黄芪、当归、潞党参、川芎、白芍、陈皮活血行气，导其瘀积，一剂之后，遂不复来。后六年，值余途，已生子，年四五岁矣。

摘自：曹颖甫．经方实验录．上海：上海科学技术出版社，1979：81.

案2　章次公抵当丸案

李某，经闭1年有半，形质不消瘦而丰腴，当攻之。处方：当归12g，泽兰12g，益母草12g，茜草12g，莪术9g，牛膝12g，三棱9g，两头尖12g，海南片9g，黑丑9g，大黄䗪虫丸12g。

二诊：经闭既无虚劳嫌疑，前方重其制。处方：当归15g，牛膝12g，川芎12g，丹皮12g，莪术12g，黑丑9g，王不留行9g，丹参12g，抵当丸9g。

【原按】

经闭一症，大别之，有属虚、属实之不同；论治则，有或补或攻之异。此患者经闭而形质丰腴，当用活血通经药，通其闭止。抵当丸由水蛭、虻虫、桃仁、大黄组成。水蛭、虻虫为攻逐瘀血的峻药，桃仁长于破血行瘀，大黄能导瘀下行。该方本为治伤寒有热、内有蓄血之证，先生借用治血瘀经闭。

摘自：章次公．章次公医案．南京：江苏科学技术出版社，1980：262.

案3　赵守真大黄甘遂汤案

谭秋香，三旬孀妇也。子女绕膝，日忙于生计，操劳过度，以致气血内耗，身体渐瘦，月经不行，少腹肿胀，行动则喘促，数月于兹。切脉细数而涩，口干不渴，大便燥结，2～3 日一行，小便黄短，少腹不仅肿胀，有时乍痛，虽闭经已久，尚无块状。本证瘀水胶结，如逐瘀而不行水，则瘀未必去；祛水而不行瘀，则水未必可行，法当标本兼治，行水与逐瘀并举，因选用《金匮》中的大黄甘遂汤、桂苓丸合剂：大黄、阿胶各 9g，甘遂 1.5g，桂枝、丹皮各 6g，茯苓 12g，桃仁 9g，加丹参 15g，䗪虫 4.5g。服后便水甚多，杂有血块。又 3 剂，水多而血少，腰腹胀减，已不肿，诸症消失。改用归芍异功散调理，经行，痛解，又进归脾汤善后，时经 1 个月，遂得康复。

摘自：赵守真．治验回忆录．北京：人民卫生出版社，1962：51.

案 4　黄煌温经汤案

白某，女，20 岁，白种人，国籍未明。

2005 年 10 月 29 日就诊：来中国后闭经 3 年，服用西药无效，且经常头痛。刻下：皮肤干燥，睡眠尚可，二便正常。唇淡，舌淡润苔净。黄师处以温经汤原方：吴茱萸 5g，党参 10g，姜半夏 6g，炙甘草 6g，肉桂 6g（后下），当归 6g，白芍 10g，川芎 6g，丹皮 6g，麦门冬 15g，干姜 6g，阿胶 10g（烊化），红枣 20g。服用 4 周后来复诊，述月经昨日已来，量多，且头痛未犯，并觉药甚可口。察其皮肤干燥有所好转。

摘自：管隽．黄煌运用温经汤治疗妇科疾病经验举隅．江西中医药，2007（2）：14-15.

案 5　熊魁梧大黄甘遂汤案

郭某，农妇，年三十许，曾生产四胎，断乳一年，月经不行，食减体瘦，腹大日增，延治于余。察其面黑斑满布，舌色紫暗，少腹肿满，状如孕子。闻其声言彻而吸远。问其证无妊娠反应，惟少腹沉胀，时有隐痛，大便尚可，小便微难，口燥不渴。按其脉沉而涩。据症分析少腹肿满，口渴而小便不利者，为水蓄；不渴而小便自利者，为血瘀。今月经不行，少腹肿满，小便微难而不渴，既有水蓄而又血瘀也。先予逐水破瘀之法，选用大黄甘遂汤加桃仁、䗪虫，服药须臾，药效桴鼓，下水血如注。2 剂后，改用肾气丸温养下焦。药进 6 剂，少腹柔软如平人。二便自调，就寝安卧。

摘自：熊魁梧．水血互结验案．湖北中医杂志，1984（1）：32.

案 6　高鹏翔大黄䗪虫丸案

曹某，女，48 岁，未婚，工人。

患者于 1979 年因劳累而出现阴道大流血，经用止血剂，症情缓解。其后月经量明显增多，经期延长。1981 年妇科诊断为子宫肌瘤，经治疗病情不见好转，转中医科治疗。B 型超声报告：子宫前位，8.8cm×6.6cm×7.8cm，肌壁肥厚，可见数个大小不等的肌瘤反射。血红蛋白 4.8g/L，红细胞 2.68×10^{12}/L。临床诊断：子宫肌瘤、继发性贫血。诊见：颜面苍白，口唇淡红，月经量多，腰腹痛，不能下地行走，舌质淡，苔薄黄，脉沉细。选用大黄䗪虫丸，1 次 1 丸，日服 3 次。服药 3 周后，丸剂每日加至 6 丸；共服药 88 天，月经来潮 3 次，后 2 次月经不超过 1 周，经血量明显减少，腰腹痛消失，食增，体重增加。复查：血红蛋白 7.7g/L，红细胞 4.84×10^{12}/L。B 型超声报告：子宫 7.7cm×7.8cm×6.6cm，未见明显异常 B 超现象。诸症状明显好转，出院巩固治疗，目前仍在继续治疗中。

摘自：高鹏翔．大黄䗪虫丸治验 3 则．吉林中医药，1987（2）：25.

案 7　刘露祥己椒苈黄丸案

傅某，女，35 岁。

因患闭经，延医数人，有按瘀血论治者，有从血亏论治者，有从气血双虚而治者，医治年余，经未行而身体日衰。患者素体健壮，曾因怒气而逐渐食少，形瘦腹大，经闭，腹内辘辘有声，对坐即能听到。自言腹满甚。舌干燥，舌淡苔薄白，脉均沉细而弦。脉症合参，证属痰饮阻经。给予己椒苈黄丸方：防己 10g，椒目 15g，炒葶苈子 10g，大黄 10g（后下），水煎服 2 剂。服药后当晚泻下痰液水一瓷脸盆余，泻后除感乏力外，反有腹中舒适与饥饿感，脉弦象亦减。余曰：药已中，隔日再服 1 剂。

二诊：患者 2 次泻下后（第 2 次泻之痰水为前次的一半）身感舒，饮食增加。宗“衰其大半而止”之旨，嘱停药后以饮食调养。月后随访，经血已通，康复如前。

摘自：刘露祥．痰饮经闭．山东中医学院学报，1980（1）：54.

案 8　刘殿青半夏厚朴汤案

王某，女，32 岁，工人。

1979 年 3 月初诊：月经闭止，2 个月未至。患者原有慢性肝炎病史，近 2 年来，身体渐胖，月经也先后不一，近 2 个月月经未至。平素自觉胸脘闷胀不舒，泛恶少食，口淡无味，时有头眩心悸，肢倦无力，白带增多，苔薄白微腻，脉濡滑（妇检已排除妊娠）。证属痰湿内闭，阻塞脑脉，气机失调。拟方燥湿化痰、行气调经。半夏厚朴汤加减：制半夏 10g，川厚朴 10g，云茯苓 10g，老苏梗 10g，苍术 10g，制香附 10g，陈皮 5g，藿、木香各 10g，玫瑰花 5g。服上方 5 剂后，症状有所好转，胸闷胀满减轻，食纳增加，以上方加益母草 15g，月季花 5g，又服 5 剂，月经来潮。经后，嘱用苍术 10g，川朴 10g，煎汤送服妇科调经片，巩固 2 个月，至今月经正常。

摘自：刘殿青．半夏厚朴汤临床应用．江苏中医杂志，1980（6）：32-33.

案9　王国瑭甘麦大枣汤案

王某，女，35岁。

1979年3月10日初诊：患者于18岁结婚，生育二胎。因在24岁分娩第2胎时出血过多，自此月经一直未潮已11年，伴有头晕目眩，胃中嘈杂，神疲肢倦，腰膝酸软，两颧发赤，心悸，夜卧多梦，善太息，舌质淡红，苔薄黄，脉弦细。病由产后失血过多，血虚无以灌注冲任，心火亢盛，脾阴不足。拟甘润滋补以益心脾之法。处方：甘草10g，小麦30g，红枣15枚，每日1剂，嘱服半月。

3月17日二诊：服上方10剂后，月经来潮，腰腹略有胀痛，经色正常，4天月经干净，诸症渐向愈。按前方续服1个月，随访2年月经按期来潮，于1982年5月生一男孩。

摘自：王国瑭．甘麦大枣汤治经闭二则．新中医，1984（4）：22.

案10　刘俊士抵当汤合小建中汤案

龚某，女，28岁。

病由经行时，赴池塘洗衣，失足跌入水中，月经即止。因而腹胀满如鼓，剧痛不已，前阴肿，大便不利，此水与血俱瘀留而不去之故也。大黄12g，阿胶6g，甘遂6g。服3剂。大便下如泔水，小便下血水，但小腹仍痛，改用下方：大黄9g，虻虫4.5g，水蛭9g，桃仁6g，连服3剂。下瘀血块甚多，自后经色遂逐渐正常。但腹稍痛，以小建中汤加当归，遂痊愈如常也。

摘自：刘俊士．古妙方验案精选．北京：人民军医出版社，1992：317.

案 11 王少华温经汤案

邹某，女，37 岁。

2001 年 1 月 8 日初诊：药物人流后恶露淋漓经月不净，经治未效。因琐事口角，急躁气滞于先，又加旅途奔波，淋雨感寒之后，寒凝气滞，胞宫受阻，冲任不通，血无以下，以致未治疗而恶露反止，止后脐腹下气海、关元穴四周胀痛渐起，痛甚于胀，且硬，旁及少腹两侧，不欲按，喜温恶清。脘胁痞满太息，胃纳欠馨，二便自调。询之汛水迄未来潮。舌淡，左畔有瘀斑，苔前半薄白后半白腻，脉沉弦。症历 7 个月余，已成闭经候。刻下证仍实而体渐虚，论治之剂，则不祛其瘀，月水必不行而腹胀痛亦将不止，如此则癥瘕之候将现矣。拟温经疏气活血，复以丸药缓下，务使邪去而不伤正。处方：淡吴茱萸、肉桂、红花各 3g，当归尾、京赤芍、川芎、桃仁泥、怀牛膝、制香附各 10g，潞党参、熟地黄各 15g，醋柴胡 5g。5 剂，每日 1 剂，水煎服。大黄䗪虫丸 120g，每日 3 次，每日 5g，米汤过口。

二诊：服胀痛已减，胃纳亦增，大便转软，每日 1 或 2 次。药既应手，原方续服 5 剂，大黄䗪虫丸 60g，日用量及服法同前。

三诊：自述无不适，遂停汤剂，仍嘱服大黄䗪虫丸，服至 480g 时，月经来潮，闭经遂瘥。

【原按】

本例一派寒凝、气滞、血瘀之象，方用大黄䗪虫丸以及血府逐瘀汤增损，固不难领会，但又参入补虚泻实的温经汤，尤其对用党参补虚之举，未免费解。王氏认为，用仲景方的依据是：原文中指出温经汤的病因病机为“曾经半产，瘀血在少腹不去”。本例病起药流，当属半产范畴。何况患者在闭经的前提下，又见脐腹下胀痛且硬的症状及舌畔有瘀斑的体征，这些与瘀血在少腹不去无异。“异病同治”，自古有之；闭经已7个月有余，为时非暂，久病者多虚。从上述两方面着想，以温经汤为基本方，似无不妥之处。至三诊时，患者主诉除闭经外，余无所苦，眠食如常，正气已复，于是弃汤剂，专用丸药，历时月余而通之。

摘自：王晓光．当代名医经方应用赏析．北京：人民军医出版社，2005：321.

案12　程协南当归四逆汤案

刘某，女，28岁，未婚，农民。

1991年3月初诊：自述闭经8年。患者原来月经延后，45日至半年一潮，量少，以后8年未来月经，经治无效。伴有头晕、头痛、腰痛、精神不振、四肢酸软无力，怕冷，下午潮热，心慌，胸闷气短，体质消瘦，大便干结，食欲缺乏，脉沉细，舌淡苔薄白，面色晄白，两颧黧黑，体质瘦弱，语声低微。诊断：闭经。方用当归四逆汤加减：桂枝、炒香附、柴胡、赤芍、白芍、炙甘草各12g，党参、益母草各24g，黄芪30g，细辛、吴茱萸各6g。上方服10剂后，觉精神好转，潮热已退，心慌、胸闷、气短均明显改善，但口干，流鼻血1次，量少许，腰痛加重。续上方去吴茱萸、香附，加熟地黄15g，再进15剂，诸症好转。服至30剂，月经来潮。

【原按】

患者素有月经延后、量少病史，诊视脉细微，舌淡苔薄白，知为气血不足，寒邪凝滞，胞宫失养，冲任失调，导致经闭。气血不足则头晕，神疲乏力，心慌胸闷气短；寒凝则阳微，故怕冷；阳虚不能化生阴血，以致阴血亦不足，故潮热、便秘。证属气血不足，寒邪凝滞，故治宜温经散寒，益气养血调经，以当归四逆汤加减。当归四逆汤主治手足厥寒，脉细欲绝者。从病因病机上分析，本症之手足厥寒，非阳衰阴盛四逆汤证之手足厥冷。脉细欲绝者乃血虚气不足。可知本证病机为素体血虚，导致阳气亦不足。临证凡病因病机相同的血虚寒凝证，即使表现症状不同，使用本方皆可获效。

摘自：王晓光．当代名医经方应用赏析．北京：人民军医出版社，2005：322-323.

案 13 柴瑞霭炙甘草汤案

李某，女，40 岁。

1998 年 8 月 25 日初诊：闭经 10 个月，曾经妇科内分泌检查确诊为卵巢早衰，采用性激素替代疗法并服复方醋酸甲羟孕酮胶囊半年，阴道曾排出少量酱油色分泌物 1 次。曾患风心病 8 年，并发心衰 1 年。查心电图示：频发室性早搏，期前收缩频度约为 12 次/分钟。伴有心悸胸闷。全身时有烘热，颧赤，大便干燥，2~3 日 1 次，舌红偏暗、边有瘀点、苔白，脉沉细结代。证属心气不足，心血亏虚，冲任干涸。治宜养心补血，方用炙甘草汤加味。药用：炙甘草、太子参各 12g，桂枝、生姜、阿胶各 10g，生地黄 38g，麦冬、火麻仁、炒枣仁、地骨皮各 15g，大枣 10 枚。每日 1 剂，水煎服。

9 月 1 日二诊：服药 3 日，月经即来潮，量少色暗，无瘀血，伴有腰困。经行 4 日方净，阵发性心悸、胸闷、烘热颧赤亦明显减轻，继以原方加丹参 18g，隔日 1 剂。

10 月 1 日三诊：服药 1 个月，月经来潮，经量偏少，余症悉除，精神好转。改服养血归脾汤缓补心脾，以培化源。1999 年 2 月 20 日随访，月经正常，心悸偶作。

【原按】

炙甘草汤原治阴血不足、心失所养、心阳不振、鼓动无力所致的脉结代，心动悸。柴氏用此方治疗闭经，是因为本例闭经病机为心血亏虚，心阳不振，血海失润，冲任干涸以致经水闭而不行。因此，用炙甘草汤既治闭经，又治心悸，一举两得。全方滋养阴血，益气复脉。阴阳气血得复，血有所主，脉道充盈，血海得润，经水自能按月而至。

摘自：王晓光．当代名医经方应用赏析．北京：人民军医出版社，2005：323-324.

案 14　马德孚肾着汤案

付某，女，44 岁。

停经 1 年伴右腹、右腰半周疼痛重着 1 年来诊，既往无月经病史。停经后接受西药激素治疗，有所好转，但停用激素，经则不行。现停经伴右腹、右腰疼痛重着、发凉，白带多色白，纳食尚可，便秘，舌质淡，苔薄白略燥，脉左寸滑、右寸弱。治以温化寒湿、通经络，肾着汤加味。药用：干姜 12g，茯苓、甘草、当归、桃仁、郁李仁、茜草、知母、玄参各 10g，白术 20g。服药 7 剂后经行，疼痛减轻，继以六味地黄汤合狗脊、肉苁蓉、菟丝子、川芎善后而愈，至今未复发。

【原按】

马氏认为女性患者常住西北，冬日漫长，妇女其特殊生理，摄身不慎，寒湿之邪易侵入人体，内闭经络，则致右腹、右腰半周重着疼痛，白带多色白，属寒，寒凝经络，经脉不通，故有停经。根据肾着之病的描述，属肾着，故治以温化寒湿、温通经络，肾着汤加味。方中白术在《神农本草经》及《金匮要略》的防己黄芪汤、麻黄加术汤、白术附子汤中均以其除湿痹，而肾病本属湿邪闭阻肌腠，故以白术除湿走表，配合干姜、茯苓加强温化之功，当归、桃仁、茜草活血通络，茜草又有行血而不致出血之功，知母、玄参、郁李仁以养阴润肠通便。

摘自：王晓光．当代名医经方应用赏析．北京：人民军医出版社，2005：324.

案15 王本立四逆散案

袁某，17岁，未婚。

经闭10月，多方治之无效，渐至四肢厥逆，四体俱痛，手足心热，脘腹痛胀，口苦且渴，脉来沉细而数。诊为肝阳内郁、阴虚血热经闭。治宜疏肝理脾，养阴清热。方用四逆散加味：柴胡、白芍各10g，枳实、元参、麦冬、阿胶、黄连、五味子各9g，甘草6g。每日1剂，水煎服2次，分早、晚2次服。连服6剂，经行而愈。

【原按】

王氏谓：女子二七经潮，月月信期，何以累月经年经闭不行？考诸原因，不外虚、实二端：虚者，或饮食失节、劳倦过度，伤脾而化源匮乏，或多产、半产而频繁失血；实者，或肝郁气滞而血瘀不行，或寒湿凝滞而经闭，然亦有虚实夹杂者。医生读书信书不如无书。本例既有阳郁血热之实，又有阴亏血少之虚，故治疗上跳出一般套方的圈子，用《伤寒论》方加味而获效。

摘自：王晓光．当代名医经方应用赏析［M］．北京：人民军医出版社，2005：325-326.

案16 姚培发桂枝汤案

王某，女，19岁。

头痛，经闭2个月余，伴有低热，夜眠不佳，心悸，腹胀痛，大便秘结，舌质淡青，脉细濡涩。据称得之于洗澡受凉，近又适逢期中考试，精神紧张。证属寒邪内侵，气滞血阻。治宜和阳通经，调理气血。拟桂枝汤加味。药用：桂枝、当归、泽兰、赤芍、香附、牛膝、益母草各9g，生铁落30g，生大黄6g，炙甘草4.5g。3剂，每日1剂，水煎，分2次温服。

服药 1 剂后腑气畅行，2 剂后即经行，诸症悉减。

【原按】

由于寒邪内侵，寒凝则气滞血瘀的闭经及情志不畅，肝郁气滞，冲任失调的闭经，每见经闭前有少腹受寒或情志抑郁史，可见经闭不行，夜寐梦扰，心悸太息，腹胀痛，舌质淡青，脉细濡涩等症状。常以桂枝汤加当归、泽兰、牛膝、益母草等活血调经品或酌加重镇潜阳生铁落等。本案是以桂枝汤去大枣、甘草，酌加重镇潜阳、通腑涤热药及活血调经品，共奏和阳通经、调理气血、安神通腑之功，使闭经得愈，大便复常。

摘自：姚培发. 临证用药心悟. 上海中医药杂志，1988（6）：37.

案 17　范中林茯苓四逆汤案

胡某，女，38 岁。四川人，农民。

病史：经闭 4 年，经治疗其效不显，发至形寒，肢冷，颤抖，全身水肿，行动需人搀扶。

1953 年 4 月初诊：全身皆水肿，下肢尤甚，按之凹陷，遍体肌肉轻微颤抖。头昏，畏寒，不欲食，神疲蜷卧，四肢清冷，声低气短。面色青暗无泽，舌淡体胖，有齿痕，苔薄白，脉伏。此为少阴证经闭，阳虚水肿，法宜通阳渗湿，暖肾温中，以茯苓四逆汤加味主之。处方：茯苓 30g，党参 15g，炙甘草 30g，干姜 60g，制附片 120g（久煎），桂枝 12g，炒白术 12g。服完第 1 剂，小便清长，肿胀略有减轻，每餐可进食米饭一两。继服 2 剂后，肿胀明显好转，颤抖停止。嘱其原方再进 3 剂，并以炮姜易干姜，加血余炭 30g，返家后续服。月余病愈。1979 年 7 月追访，患者已 63 岁，自从 26 年前病愈后，直至绝经，月经一直正常，身体健康。

【原按】

本例患者，血寒凝滞，误用攻下，以至阴阳两伤，经闭水肿，复因失治而致阴阳两虚，故取茯苓四逆汤，善消阳虚水肿之效，兼顾其阴。加温经散寒、逐瘀生新之炮姜、血余炭，突破阻经之要害，诸症迎刃而解。

摘自：范中林．范中林六经辨证医案选．沈阳：辽宁科学技术出版社，1984：155-156.

案 18 王祚久桃核承气汤案

郭某，女，36 岁。

病员于 85 天前行人工流产手术后，一直月事未行。自觉小腹坠痛，左小腹疼痛，白带多，色白，质稠。约 20 天前曾往本市计划生育指导所就诊：给服“疏经方片”每次 2 片，每日 3 次，共 3 天。嘱停药后 1 周如月经未至再复诊。停药后因月经未净，故于 1977 年 8 月 29 日来我院就诊。脉沉迟、舌常。诊断：月经愆期。辨证：湿热阻滞胞宫，以致月事不行。治则：清热除湿，通络行滞。方：三妙散加味。药：苍术 9g，黄柏 9g，生薏苡仁 15g，香附 9g，川断 15g，炒川楝子 12g，白芍 18g，川牛膝 9g，甘草 6g，椿根皮 12g，王不留行 12g，乌贼骨 12g，桑寄生 15g，4 剂。

9 月 5 日二诊：症同前。口干，喜饮，大便结，2~3 日一行，小便常。脉沉迟，舌常。辨证：病员小腹坠痛，大便燥结，小便自利，月事不行，系湿热蕴结下焦，导致下焦蓄血，更兼病员有新近手术史。形成瘀血经闭。方：桃核承气汤加味。药：桃仁 9g，酒军 3g，芒硝 6g，桂枝 6g，茜草 9g，柴胡 9g，当归 9g，莪术 9g，香附 6g，茺蔚 9g。

9 月 12 日三诊：服上方 2 剂后经至，量少共用纸 3 张，经期 2 天净。左少腹仍痛，大便燥结较前减轻外，余症愈。

【原按】

妇人经闭大致可分为血枯和血滞。血滞宜破，即推陈出新之法。桃核承气汤本系仲景用于治疗热结膀胱，其人如狂，少腹急痛，小便自利，大便色黑的蓄血证，后世医家又用来治疗瘀血停蓄诸证。本例病人初诊属湿热蓄结下焦，经清热除湿、行滞通络之法治疗未效，二诊症见少腹坠痛，大便燥结，小便自利，月事3个月未行。证类仲景所云“下焦蓄血”引起之血瘀经闭。故选用桃核承气汤加减：以桃仁活血、祛瘀、润肠；大黄、芒硝荡热去实，配以桂枝、茜草、当归活血；柴胡、莪术、香附、茺蔚子调气，达到了热祛瘀消、经水自通的效果。

摘自：成都中医学院老中医经验整理组．成都中医学院老中医医案选．成都中医学院内部资料，1980：118.

案19　班秀文大柴胡汤案

刘某，女，23岁，未婚。

1971年11月7日初诊：平素易动怒，多气郁，月事常先期而行。两月前因感受风邪，发热微寒，头痛无汗，咽喉肿痛，体温39.6℃，时月经正行而止，迄已2月余未转。现症自觉午后阵发寒热，而体温不高，脘腹痞满，嗳气频作，心烦懊恼，呕恶口苦，食欲不振，小腹胀硬，不喜按揉，便干溲黄，舌红苔黄腻，脉弦细而数。此外邪不解，入里化热，结于少阳，内聚胃腑，搏于血海，阻于胞脉，而成少阳阳明合病，兼气滞血瘀之证。拟以两解表里，疏肝行滞，大柴胡汤加减。处方：醋柴胡、杭白芍、炒枳壳、清半夏、条黄芩、酒川军（后下）各9g，香附米6g，川楝子9g，元胡索4.5g，刘寄奴12g，紫丹参9g，粉甘草4.5g，广木香4.5g，2剂，水煎服。

二诊：药后未再发作寒热，烦呕已止，胸次已宽，纳食有加，二便通利，惟经仍未潮，下腹尚感胀痛，舌边红，苔淡黄，脉弦细。此邪热渐退，瘀滞未行，再依前法化裁。处方：醋柴胡6g，条黄芩、炒枳壳、赤芍药、酒川军（后下）、粉丹皮、桃仁泥各9g，山楂肉、怀牛膝、紫丹参各

12g，香附米、川芎片各6g，粉甘草4.5g，2剂，水煎服。

三诊：服上方，一剂腹痛减，再剂月事通，惟量少色深，嘱服加味逍遥丸，日2剂，连服10天。

摘自：班秀文．班秀文妇科医案医论选．天津科学技术出版社，1982：4.

案20 傅方珍肾气丸合四逆散加薤白案

余某，女，20岁，学生。

病史：月经13岁初潮，每隔2个月来潮，每次10多天血止，量正常，无腹痛等症状。在15岁那年划船落水，适值月经期，又一次在经期游泳，以后月经紊乱，来无定期，能持续10~20天不止，继则闭经。发现身体渐渐发胖，在3~4个月中体重由80斤增加到120斤，自觉后脑部沉重坠胀，项强不舒，嗜睡，浮肿，接触事物反应迟钝，哭笑无常，纳呆，大便泄泻，每日2~3次，无腹痛。1982年1月去首都医院内分泌科拍X片检查，显示蝶鞍大，怀疑垂体瘤。患者惧怕手术，于1983年3月来我院门诊治疗。就诊时主要症状：闭经半年，形体发胖，嗜睡倦怠，纳差腹胀，腹泻日2~3次，无腹痛，畏寒喜暖，喜食厚味之物。舌苔白厚腻，舌质淡嫩，脉沉小。西医诊断：①闭经；②怀疑垂体瘤。中医诊断：①闭经；②泄泻。辨证分型：湿困脾阳，肾阳亏虚。治则：通阳化湿，健脾温肾。方药：金匮肾气丸合四逆散加薤白。淡附片6g，肉桂6g，生地10g，山萸肉10g，茯苓10g，泽泻19g，丹皮6g，柴胡10g，枳壳6g，白芍10g，生甘草6g，薤白30g，川朴10g，陈皮10g。以上方加减，治疗4~5个月，月经逐渐来潮，后用金匮肾气丸、附子理中丸成药调理，冬天嘱服当归生姜羊肉汤加附子，以后月经每月来潮，腹泻亦止，症状消失，能继续上学。

摘自：韦企平．中国百年百名中医临床家丛书．北京：中国中医药出版社，2000：205-206.

案21　钱伯煊炙甘草汤案

朱某，女，24岁，未婚。

初诊：1961年11月28日，闭经余年，以往月经周期30天，7天净，量多，末次月经去年9月份。现头晕耳鸣，心悸，胸闷胁痛，腰腿酸痛，泛酸纳差，颧赤易汗，夜寐多梦，小便频数，舌苔白、中剥有刺，脉细促数。病属气血虚损，经脉失养，以致月经不行，治以补气养血，以濡经脉，方用炙甘草汤化裁。处方：炙甘草3g，麦冬6g，桂枝4.5g，阿胶12g，白术9g，五味子6g，大枣3枚，人参6g，清半夏6g，川断12g，桑寄生12g，白芍9g，6剂。

二诊：12月5日。精神较振，腰酸减轻，少腹作胀，自汗少寐，胃纳渐佳，二便如常，舌苔薄白腻，根微黄，脉象细数，再从前法加减。处方：白术9g，炙甘草3g，白芍9g，五味子6g，生牡蛎15g，磁石15g，丹参9g，制香附6g，木香4.5g，小茴香3g，阿胶12g，大枣3枚，12剂。

三诊：12月19日。经闭余年，服药18剂，月经昨晚至，量多，色鲜红，夹有少量血块，腰腹酸痛缓解，心悸烦躁，浮肿自汗，舌苔薄白，脉象沉细，药既应病，再从前法加减。处方：白术9g，扁豆衣9g，白芍9g，五味子9g，生牡蛎15g，磁石15g，丹参9g，黄芪9g，川断12g，6剂。

四诊：1962年1月4日。上次经行5天净，自汗已减，头晕腰胀，腹稍胀，舌苔薄白，脉象沉细。今值经前，治宜养血调经。处方：柏子仁9g，川断12g，白芍9g，丹参9g，制香附9g，橘皮3g，浮小麦15g，卷柏9g，泽兰9g，远志6g，夜交藤12g，6剂。以后宗此法治疗2个月，月经于1月17日、2月14日均能正常行经。

摘自：中国中医研究院西苑医院．钱伯煊妇科医案．北京：人民卫生出版社，2006：31-32.

案22 孙朗川温经汤案

宋某，女，24岁，未婚，农民。

1959年5月16日初诊：停经3个月余，绕脐疼痛，肢冷畏寒，便溏溲频，脉涩，舌淡，苔白。拟为风冷郁结，寒客胞门，月经闭止。治宜温通经脉，佐以调经。处方：川芎4.5g，当归6g，白芍9g，党参15g，生姜3g，桂枝4.5g（后下），吴茱萸3g，丹皮6g，香附9g，牛膝15g，甘草3g。门诊治疗2次，服药4剂，月经来潮。后经随访，经候如期。

【原按】

本例系寒邪伤于冲任，客于胞门，气血凝滞，引致经闭。经温通经脉、活血调经，仿《金匮要略》之温经汤治疗获愈。因病史短，故奏效颇速。

摘自：孙平抚．孙朗川妇科经验．福州：福建科学技术出版社，1988：109.

结　语

临证治疗，虚者补而通之，实者泻而通之，可谓大法。切不可不分虚实，一味峻下，或一见虚象，即呆补腻补。药宜和缓，法应灵活，根据证候，酌以化裁，寓攻于补，寓补于攻，但又各有侧重，不可急功近利，只可缓图，待气血复，脏腑平衡，脉道畅通，经行正常。

若证属血瘀经闭者，当活血通经，抵当丸方主之；水蛭、虻虫攻逐瘀血，桃仁破血行瘀，大黄导瘀下行。若寒邪内侵，寒凝气滞血瘀之闭经，宜用桂枝汤加当归、泽兰、牛膝、益母草等活血调经品，或酌加重镇潜阳生铁落等，共奏和阳通经、调理气血、安神通腑之功，使闭经得愈。若心血亏虚，心阳不振，血海失润，冲任干涸以致经水闭而不行，可用炙甘草汤，全方滋养阴血，益气复脉。阴阳气血得复，血有所主，脉道充盈，血海得润，经水自能按月而至。

第七章 痛　经

痛经是指凡在行经前后或经期出现下腹痛、坠胀、腰酸或其他不适，程度较重影响生活和工作的症状。痛经是常见的妇科疾病，高达50%的经期女性受其影响。根据发病原因，痛经可分为原发性痛经和继发性痛经。原发性痛经指初潮后不久即出现的痛经，多无器质性病变。继发性痛经指初潮一段时间后出现的痛经，常由器质性病变引起。

案1　刘渡舟温经汤案

某患，45岁。

1993年5月5日初诊：10年前因作人工流产而患痛经。每值经汛，小腹剧痛，发凉，虽服止痛药片而不效。经期后延，量少色暗，夹有瘀块。本次月经来潮，伴有口干唇燥，头晕，腰疼腿软，抬举无力。舌质暗，脉沉。证属冲任虚寒，瘀血停滞。治宜温经散寒，祛瘀养血。疏温经汤：吴茱萸8g，桂枝10g，生姜10g，当归12g，白芍12g，川芎12g，党参10g，炙甘草10g，丹皮10g，阿胶10g，半夏15g，麦冬30g。服5剂，小腹冷痛大减，原方续服5剂，至下次月经，未发小腹疼痛，从此月经按期而至，俱无不适。

【原按】

本案流产之后，冲任空虚，寒邪乘势而入，凝滞气血，使胞络不通，则每于经行之时，胞络欲开不能，而致小腹疼痛。《妇人大全良方》指出："夫妇人月经来腹痛者，由劳伤气血，致令体虚，风冷之气客于胞络，损于冲任之脉。"总为冲任虚寒，瘀血内留，故投温经汤而取效。

摘自：陈明，刘燕华，李芳．刘渡舟临证验案精选．北京：学苑出版社，1996：162.

案 2　姜春华下瘀血汤案

何某，女，26 岁。

月经常愆期，经来量少，腹痛拒按，色紫黑成块，有血块排出后，痛即缓解。舌边瘀紫苔薄白，脉沉涩。证属癥瘕积聚，瘀血阻滞。用下瘀血汤加减。桃仁 6g，大黄 6g，䗪虫 3g，桂枝 9g，芍药 24g，甘草 6g，香附 9g，7 剂。

摘自：姜春华．辨证论治与辨病施治．辽宁中医杂志，1986（7）：2.

案 3　钱伯煊温经汤案

赵某，女，成人，已婚。

初诊：1958 年 12 月 4 日。痛经 3 年，17 岁月经初潮，即有轻度痛经，月经周期正常，量多，结婚后痛经加剧，曾流产 1 次，后未孕。经期腰痛，出冷汗，下腹凉且胀，喜按，得热则减，痛甚时不能坚持工作。末次月经 11 月 16 日，舌苔薄白，脉象沉细。证属虚寒相搏，治以温经为法，温经汤加减。处方：吴茱萸 8g，丹皮 6g，党参 9g，当归 9g，白芍 9g，肉桂 3g，川芎 3g，炙甘草 3g，麦冬 6g，阿胶 9g，干姜 6g，小茴香 3g，沉香末 1. 8g（冲），5 剂。

二诊：12月19日。月经12月11日来潮，量不多，腰痛减，现左下腹痛，脉沉细。经后腹痛属虚，当补气血，佐以温经。处方：党参9g，白术9g，炙甘草3g，当归9g，白芍9g，川芎3g，山药9g，干姜3g，艾叶3g，小茴香3g，4剂。

三诊：1959年1月6日。左下腹痛，受凉加重，食如常，舌苔薄白，脉象沉细。现值经前，治以养血调气温经。处方：温经丸90g，每晚服9g。另：肉桂末9g，沉香末9g，每日各1.8g，分2次服（经期服）。

四诊：1月17日。左下腹已不痛，月经于1月15日来潮，腹未痛，下腹仍凉，纳佳，便调，苔薄白，脉沉细。仍以养血温经为治。处方：熟地12g，当归9g，白芍9g，川芎3g，肉桂3g，干姜3g，艾叶3g，制香附6g，小茴香3g，6剂。

【原按】

此例属于虚寒型，方用温经汤治疗月余，痛经逐渐好转。钱老治疗虚寒性痛经，常以温经汤为主，酌加肉桂末、沉香末、琥珀末，效果较好。

摘自：中国中医研究院西苑医院．钱伯煊妇科医案．北京：人民卫生出版社，2006：40-41.

案4　裘笑梅胶艾汤案

俞某，37岁。

1965年4月15日初诊：痛经6年，经期尚准，28到30天，行经5天，经后少腹绵绵作痛，按之痛减，经量少，色淡红，面色苍白，精神倦怠，头晕目眩，心悸。自云6年前流产大出血，从此纳谷不馨，形体消瘦。妇科检查：宫颈光滑，宫体正常大小，活动，两侧附件阴性。脉细无力，舌质口唇均淡红，苔薄白。辨证：脾虚失运，气血不足。治法：健脾胃，补气血，养冲任。方用：炙黄芪30g，当归21g，熟地15g，潞党参、阿胶各12g，川芎、艾叶各3g，白芍、白术各9g，陈皮4g。

二诊：服上方14剂，经后少腹隐痛已除，纳谷已馨，食量倍增，经量尚少，经色稍红，腰痛乏力，头晕心悸，目眩尚存，脉舌如前。处方：前方除艾叶，加丹参30g，嘱服7剂，有效，继服7剂，乃获全功而妊娠。

摘自：医林荟萃·第4辑．浙江省中医研究所，1981：11-12.

案5　裘笑梅桂枝加桂汤案

王某，女，26岁。

初诊：1984年12月5日。主诉及病史：月经后期，经行腹痛甚剧，放射至下肢及臀部，步行困难，体温38℃左右。B超提示：左侧子宫内膜异位兼右侧附件炎症，肿块略大于山核桃，囊性改变。病延二载，多方求治无效。末次月经10月30日。诊查：苔薄白，质隐约呈紫色，脉沉细涩。辨证治法：由于2次流产，受于风寒，寒入胞宫，治用桂枝加桂汤化裁。处方：炙桂枝6g，肉桂1.5g（冲入），当归9g，川芎6g，川楝子9g，元胡9g，乌药10g，小茴香3g，赤、白芍各9g，香附10g，煨姜3g，忍冬藤10g，半枝莲10g，5剂。

二诊：12月10日。药后经转，经色、经量均正常，腹痛已瘥，发热未见。仅觉腰腿酸痛，脉细，舌质润。嘱患者经前按月连服此方药3个月。药后经律按期，腹痛消失。于1985年6月B超复查：肿块消失。

7月中旬来院复诊：停经50余天，经验人绒毛膜促性腺激素，证实已受孕。

摘自：董建华．中国现代名中医医案精粹．北京：人民卫生出版社，2010：213.

案6　任存德当归芍药散案

刘某，女，37岁。

1990年3月5日初诊：经行腹痛，伴有心悸、头晕、耳鸣。素有痛经史。腹内有一痞块，压痛明显，近日痛剧。舌边紫，脉细涩。证属血瘀，胃内停饮。治宜活血健脾利水。用当归芍药散化裁：当归10g，白芍15g，川芎6g，云苓10g，白术10g，泽泻10g。每日1剂，水煎服。共服12剂后腹痛止，痞块消失而痊愈。

摘自：任存德．当归芍药散临床治验4则．国医论坛，1995（5）：15.

案7 唐祖宣抵当汤案

郭某，女，37岁。

1963年8月14日诊治：患者有痛经病10余年。经前腹痛，连及腰背，经色紫暗，夹有瘀块，淋漓不畅，少腹硬满，脉象弦数，诊为气血瘀滞。治以调气活血，行瘀止痛。投血府逐瘀汤，但未能见效。处方已经变化，病情仍无转机，请周老师指教。周老师辨其面垢唇黑，苔黄少津，质有瘀斑，少腹部硬满拒按，认为此瘀血重证，草木之属难以胜任。仲景谓："妇人经水不利下，抵当汤主之。"嘱处：水蛭、大黄、桃仁各15g，虻虫4.6g。上方服后，下瘀紫之血，少腹硬满疼痛减轻。续服4剂，诸症好转，此后行经疼痛治愈。

【原按】

抵当汤之证治，仲景论述颇详，后世医家更有发扬。其症脉繁多，临床应用时既要合看，又要分辨。只要详细辨证，紧扣病机，可不受中西医各病种所限，投之能收异病同治之效。若一症突出时，应辨其病位之深浅，病情之轻重，用药亦应灵活变通，以奏其效。若病重势急，则用大剂抵当之。若病轻势缓，可改汤为丸，以图缓攻。若瘀血在上，加桂枝、大黄酒制，促其上行；瘀血在下，重用水蛭以破下焦污积之血，同时酌增桃仁以滑利污浊，加川牛膝以引药下行。热重瘀甚，增大黄之量；兼湿热者，加黄柏；脉沉结兼有寒热错杂之证，加附子以通阳破结，又有泻下止痛之功。总之，须观其脉症，辨其瘀积，随证治之。

摘自：唐祖宣．抵当汤的临床辨证新用．上海中医药杂志，1981（5）：27.

案8　张季高桂枝茯苓丸案

卓某，女，18岁。

1956年2月24日初诊：主诉：14岁月经初潮后，经量少而时间不准。近3个月，经来少腹痛不可忍，经中西医治疗未效。现适逢经来，腹痛不堪言。症见痛苦面容，少腹阵发性剧痛，痛引腰骶，经色紫暗不畅而伴血块。唇舌紫暗，脉沉而涩，综此脉症，属胞宫血瘀，经行腹痛。拟活血化瘀为主，兼以理气。方用桂枝茯苓丸加味主之。处方：桂枝、丹皮、蒲黄各5g，茯苓、赤芍、桃仁、延胡、五灵脂各10g。2剂疼痛减半，再进2剂而愈。嘱下次月经前遵上方服用2剂，经痛乃止，追访多年，月经正常。

摘自：张孔，张云．张季高老中医运用桂枝茯苓丸经验介绍．新中医，1991（6）：5.

案9　黄煌温经汤案

（1）邓某，女，24岁，南京某大学新闻系研究生，身高172cm，体重45kg，形体消瘦。有胃下垂及严重的头痛、痛经史。家境尚可，苦于身体柔弱而不能出国深造。经前痛经尤甚，每次需服用止痛药或益母草，月经时间尚准，色暗红；手足冷，但手足心热，平素怕冷，冬天需要电热毯才能睡觉；胃中不舒，时有恶心，浑身酸痛，项强，大便偏干，口唇干燥，唇色暗红，舌质暗淡。曾用四逆散等方药治疗，服用后效果不甚明显。黄师用温经汤合小柴胡汤，药用：吴茱萸5g，党参10g，麦冬20g，炙甘草5g，姜半夏6g，肉桂5g（后下），当归6g，白芍10g，川芎6g，阿胶10g

（烊化），丹皮 6g，柴胡 10g，黄芩 10g，干姜 5g，红枣 20g。服用 1 个月后大效，复诊时痛经已罢，体重增加。

【原按】

用四逆散治疗无效，先排除阳气内郁不发所致的痛经。其人虽自觉手足心烦热、口唇干燥，似为热证，但怕冷，冬天需要电热毯才能睡，舌质暗淡，小腹部疼痛，经色暗红显然是寒证。根据《金匮要略·妇人杂病脉证并治》中温经汤条文："……暮即发热，少腹里急，腹满，手掌烦热，唇口干燥……亦主妇人少腹寒……"，方当用温经汤。又据其痛经比较顽固，经前为甚，每月如此，为月节律，为柴胡所主"往来寒热"之范畴，故合用小柴胡汤。方证相应，效若桴鼓。

（2）李某，女，45 岁。

2006 年 11 月 28 日初诊于南京中医药大学国医堂门诊部。患者痛经已有多年，久治不愈，近来加重。末次月经为 11 月 5 日~11 月 9 日，每次月经来潮均脸色惨白，因疼痛难忍需就地蜷缩，必须服用止痛片才可缓解。经期 3~5 天，经行不畅，时有停经 1 天复来 1 天的现象，同时伴有明显的腰酸、乏力感。月经量较以前明显减少，颜色暗淡。妇科检查无异常，形体中等，面部有雀斑。患者经常头痛，肩膀酸痛，因左侧手臂抬举受限被诊断为肩周炎。睡眠不佳，常处于似睡非睡状态，大便正常，舌暗红苔白。黄师处以温经汤加减：吴茱萸 10g，党参 12g，麦冬 20g，炙甘草 6g，姜半夏 6g，肉桂 6g（后下），当归 10g，白芍 10g，丹皮 6g，赤芍 10g，川芎 6g，阿胶 12g（烊化），北细辛 5g，干姜 6g，红枣 30g。服药半月后复诊，患者述痛经大为好转，几乎不影响工作和生活。经行顺畅，腰酸减轻，头痛未作，且左侧手臂伸展已经较为自由。原方令其熬膏冬日服用，以巩固疗效。

【原按】

患者痛经较甚，其经行不畅，经色暗淡，头痛，肩痛，面部雀斑，舌暗红表明体内有瘀血阻滞，不通则痛，此为实；然而患者已45岁，正处于围绝经期，卵巢功能趋于下降，雌激素分泌开始紊乱，患者的睡眠不佳和容易乏力也表明身体状况开始衰退，此为虚；结合苔白伴痛经说明体内有寒；此为虚实夹杂之证，血瘀血虚伴有寒凝。用温经汤温养活血止痛，其中吴茱萸、桂枝祛寒温通，白芍、甘草、川芎、丹皮、阿胶、当归养阴血而活血缓急止痛，麦冬、党参、半夏、干姜、大枣、甘草调理脾胃，因中焦为气化之枢，中焦得养，气机通畅，于是通则不痛。因患者疼痛症状明显，且常处于似睡非睡之萎靡状态，故加北细辛以温阳止痛。

“温经汤体质”，多为女性。主要体现在三方面：常见体征、常伴症状和月经情况。常见体征：体型偏瘦或较瘦弱，肌肉松软，腹壁薄而无力；口唇一般不红润，皮肤干燥黄暗，缺乏光泽，或潮红，或暗红，或有黄褐斑；有的手掌和脚掌出现裂口；毛发脱落、干枯、发黄、易于折断等。因其类似于西医学雌激素水平低下的表现，笔者称之为“雌激素水平低下貌”。常伴症状：胃痛，偏头痛，小腹冷痛，或刺痛，或满痛；潮热，心烦，手足心热；舌质淡或淡紫色，亦有兼夹瘀斑、瘀点，舌苔薄白，脉沉细或弱或紧。有的女性还出现阴道炎、阴道干枯瘙痒等症状。月经情况：常有痛经，月经周期不规律，或先期，或后期，或先后无定期；经期或长或短，量或多或少，色暗，或夹血块。这种体质的形成与出血、过度生育、长期腹泻、久病、营养不良、绝经年老等因素有关。这种患者服用了温经汤后往往能改善全身的状况，体重增加，形态渐丰，面色红润，精神饱满，皮肤恢复了弹性，毛发也恢复了亮泽。

摘自：管隽．黄煌运用温经汤治疗妇科疾病经验举隅．江西中医药，2007（2）：14-15.

案10　宋鹭冰当归四逆汤案

尹某，女，42岁。

诊治日期：1978年5月于月经来潮时，小腹胀痛而冷，经色暗红量少，不思饮食，手脚怕冷，少气懒言，面色晦暗，腹痛喜按，白带量多，质清色淡，苔薄白而腻，脉细沉迟，二便正常。病属寒湿凝结，营血不足。治以通经，佐以理气燥湿。以当归四逆汤加味。当归10g，桂枝10g，白芍10g，细辛3g，木通6g，炒苍术6g，香附10g，台乌10g，炒桔梗10g，炒小茴香10g，川芎6g。服上方4剂，腹痛愈，月经、白带均正常。

【原按】

寒湿阻滞下焦，客于冲任，经来腹痛而冷，按之痛减，寒湿化浊，则经色暗红，手足厥寒，舌苔白腻，面色晦暗，脉沉细迟等，均为寒湿内闭的证象；白带量多，质清色淡，为营血虚少、寒湿下注胞宫所致。《金匮要略·妇人杂病脉证并治》云："妇人之病，因虚，积冷，结气，为诸经水断绝，至有历年，血寒积结胞门，寒伤脉络，……在下未多，经候不匀，令阴掣痛，少腹恶寒。"

摘自：何德礼．宋鹭冰医案医活选（三）·当归四逆汤临床应用的体会．成都中医学院学报，1979（8）：24.

案11　蒲辅周当归四逆汤案

贾某，女，21岁。

发烧3月余，伴有痛经。经某医院检查原因不明，用多种抗生素不效，其后又服芳香化湿、清热利湿、清热解毒、养阴清热等方药，发烧依然不退，体温37.8~38.5℃。询之病起月经来潮未净，参加游泳而感冒发烧，此后体温一直不正常，月经再潮时少腹凉、疼痛，量少而不畅，四肢不温，关节酸痛，脉沉细伏，舌质正苔白。证属血虚寒闭。寒闭阳郁则发热，寒凝胞宫则月经不畅，寒滞经络则关节酸痛。治宜温通血脉，调和营卫，方用当归四逆汤加减。当归9g，桂枝9g，白芍9g，细辛3g，通草3g，生姜3片，大枣12枚，吴茱萸4.5g，鸡血藤12g，炙甘草4.5g，红糖为引。连服14剂，体温逐渐恢复正常，经量增多，经行已畅，诸症悉除而愈。

【原按】

蒲师善治痛经。寒性痛经，宜温经散寒，常用金匮温经汤。热性痛经，宜清热散火，常用丹栀逍遥散加元胡、川楝子、香附。实证痛经，多为气滞血瘀。偏气滞者，常用琥珀散；偏血瘀者，常用少腹逐瘀汤；病久痛甚者，常用化癥回生丹。虚证痛经，多为气血虚损，宜补益气血。偏气虚者，宜黄芪建中汤；偏血虚者，宜当归建中汤；气血两虚者，常用圣愈汤。对经期受凉淋雨、少腹冷、四肢欠温的痛经患者喜用当归四逆汤。

摘自：薛伯寿．先师蒲辅周对当归四逆汤的论述——临床运用举例．辽宁中医杂志，1982（6）：4-5.

案12　陈树人吴茱萸汤案

女患，17岁。

当窗沐浴受凉，嗣后每次经来，腰腹冷痛，痛甚则面晄肢冷，漾漾泛恶，溲清便溏，按脉沉迟，舌紫苔腻。此系胞宫受寒，恶血内阻，治宜温经散寒，活血止痛，吴茱萸汤加味：吴茱萸6g，党参6g，生姜6g，大枣5枚，赤芍10g，当归10g。服药2剂，腹痛缓解，呕吐未作，便溏转实，续服3剂而愈。并嘱其在每月经前3天，服上方3剂，连服6月，痛经未再发作，随访1年，未复发。

摘自：陈树人．吴茱萸汤加味临证举隅．实用中医内科杂志，1989（2）：36.

案13　杨家林四逆散案

陈某，32岁，干部，已婚。

1999年6月5日初诊：主诉：经行腹痛2年，量多6个月。病史：13岁初潮，既往月经正常，无明显痛经史。3年前离异后心情抑郁，逐渐出现经前经行腹痛，持续3~4日，疼痛时轻时重，伴乳房胀痛，经前加重。近6个月出现月经量增多，曾间断服中药治疗。现行经第2日，量多，色暗红，夹块，感下腹胀痛明显，肛门坠痛不适，大便不畅，舌质暗红，苔白，脉弦滑。诊断：中医：痛经，月经过多；西医：痛经，月经量多。治法：疏肝行气止痛，活血化瘀止痛。方药：四逆散合金铃子散、失笑散加减。柴胡、川楝子、蒲黄、五灵脂各10g，白芍、益母草各15g，枳壳、延胡索、香附、茜草各12g，乳香、没药各6g，甘草5g。4剂，水煎服，每日1剂。

复诊：服药7日后就诊，诉服药后经行腹痛较前减轻，经量有所减少，色红，无块，乳房胀痛减轻，舌脉同前。经净后妇检：外阴、阴道（-）、宫颈光滑；子宫后位，偏大，质中，欠活动，附件（-）。B超：子宫偏大。中药继服上方去制乳香、制没药，加鸡血藤18g，郁金12g，平时间断服药，经期连续服药46剂，用药3个月后经行腹痛消失，经量基本恢复正常。

【原按】

杨氏认为痛经其证虽有虚、实之分，但以实证为多，其发病与肝的关系密切。肝之疏泄失职，肝经瘀滞不畅，气血运行不畅，气滞血瘀，不通则痛是发病的主要原因，故杨氏治疗痛经重在疏肝行气止痛，并随其气滞、血瘀的侧重加减用药。肝郁气滞者，治以疏肝行气止痛。方用四逆散加金铃子散、制香附、郁金、青藤香、广木香等。若偏热，症兼少腹胀痛、有灼热感、心烦口苦、舌红苔黄、脉弦数，酌加丹皮、赤芍、山栀子、黄柏；若偏寒，症兼少腹疼痛有冷感、喜温喜按、四肢不温、脉弦紧，酌加乌药、艾叶、小茴香、吴茱萸、桂枝等；肝郁血瘀者，治以疏肝行气止痛，佐以活血化瘀，方用四逆散合失笑散，加益母草、鸡血藤、山楂或桃红四物汤；瘀阻痛甚，加乳香、没药活血止痛。

摘自：魏绍斌．杨家林教授应用四逆散加减治疗妇科疾病的经验．成都中医药大学学报，2000（4）：5-6.

案 14　刘云鹏温经汤案

张某，女，24 岁，未婚。

初诊：1985 年 7 月 2 日。主诉及病史：18 岁月经初潮，每次经期小腹疼痛，恶冷，喜热敷，痛甚则呕，经潮 2 天后则痛渐缓，量少色暗红，每当经潮疼痛不能上班。平素腰酸耳鸣，倦怠无力，纳少便秘。月经周期为 28~40 天，经期 3 天，末次月经 6 月 26 日。脉沉弦软（80 次/分钟），舌红苔灰。辨证：阳虚胞寒，血虚血瘀。治法：温经散寒，养血祛瘀。方用温经汤加味。处方：当归 9g，白芍 9g，肉桂 6g，党参 15g，干姜 2g，吴茱萸 9g，川芎 9g，甘草 3g，麦冬 9g，丹皮 9g，柴胡 9g，益母草 15g，阿胶 9g，半夏 9g，5 剂。3 个月后随访，患者服上方药 5 剂后，7 月 27 日月经来潮，无任何感觉，精神好转。后又来潮 2 次，只推后 1 天，仅轻度不适而已。

摘自：董建华．中国现代名中医医案精粹．北京：人民卫生出版社，2010：68.

案 15　龚去非当归四逆汤案

肖某，女，27 岁。

初诊：1982年7月25日。主诉及病史：经期腹部剧烈疼痛12年。患者自15岁月经初潮起，每次经期少腹持续性剧痛。痛时肢冷，汗出，面色苍白。少腹及腰背胀痛，喜按，得温则舒；经量多，色紫暗，有瘀块；3日后疼痛逐渐减轻，1周左右干净。诊查：舌质紫暗，边有瘀点，苔薄白，脉弦紧。辨证：寒滞胞宫，寒凝血瘀。治法：温经散寒，活血化瘀。处方：当归15g，肉桂8g，白芍20g，细辛10g，甘草10g，通草10g，大枣15g，香附20g，川芎12g。

二诊：服上方5剂后，月经期仅有微痛。守上方继服药3个周期，嘱其经前10天服药至经来，以巩固疗效。

摘自：董建华．中国现代名中医医案精粹．北京：人民卫生出版社，2010：59.

案16　周筱斋当归四逆汤案

赵某，女，27岁。

初诊：1960年7月10日。主诉及病史：自1954年起经前乳房胀痛且愆期，1957年7月结婚，婚后3年来每至6~7月间出现腹部右下角剧且昏仆，经至尤多痛楚。诊查：来诊时乳核胀痛，手臂屈伸不利，肢麻，食欲不振，呕吐；胯腹引涉腰际疼痛，有抽掣感，得温则舒；头昏而痛，痛从额际上引；面色青苍，发音不亮，苔白，脉细而迟。辨证：证属血分虚寒，气滞血瘀，波及奇经，侵犯冲任，致月经失常，甚则乳房凝核而胀痛，臂酸络疼。治法：治选当归四逆汤加味。处方：当归10g，川桂枝3g，炒白芍10g，粉甘草3g，细辛2g，大枣5枚，川通草3g，橘核12g，鹿角霜10g，干姜2g，制乳香6g，青木香10g。用本方加减，于经前服6~8剂，调治3个月，经汛按期来潮，腹痛不作，乳房凝核渐消，不感胀痛，呕吐能平，精神好转；惟头眩甚于午后，脘部有似饥非饥之感，腹胀肠鸣，矢气则疏，脉体细。脾阳不振，体力尤欠，转拟温脾化气、养血和血并施。

处方：当归 6g，川芎 2g，炒白术 6g，干姜 2g，木香 2.5g，砂仁（后下）2.5g，细辛 1g，炒黑豆皮 10g，陈皮 6g，制香附 6g，淡吴茱萸 2g，云苓 10g，炒枳壳 10g。调治 3 个月，诸症得平，精神如常，食欲好转，病告痊愈。

摘自：董建华．中国现代名中医医案精粹．北京：人民卫生出版社，2010：120-121.

案 17　孙朗川温经汤案

卓某，女，23 岁，未婚。

1963 年 12 月 25 日初诊：素体脾虚，畏食生冷。目前因从事冷水操作后经潮小腹作痛如绞，量少色暗，行而不畅，伴腰脊酸疼，畏寒泛恶，大便溏薄，脉沉迟，苔白腻。证属寒湿阻于冲任，血行不畅。现已将届经期，治宜温经散寒，活血调经。处方：当归 6g，川芎 4.5g，桂枝 6g（后下），吴茱萸 3g，丹皮 6g，半夏 9g，生姜 3g，元胡 9g，炒白芍 9g，小茴香 4.5g（后下），2 剂。

复诊：昨夜经潮，量较多色暗，腹痛锐减，腰酸，无泛恶欲呕，脉沉，苔薄腻。治疗初见成效，与上方加减继之。处方：当归 6g，川芎 4.5g，桂枝 6g（后下），吴茱萸 3g，丹皮 6g，半夏 9g，牛膝 9g，炒白芍 9g，乌药 6g，小茴香 4.5g（后下）。服 2 剂后告愈。

摘自：孙平抚．孙朗川妇科经验．福州：福建科学技术出版社，1988：115-116.

结　语

痛经的辨证主要根据疼痛发生的时间、部位、性质，结合月经的期、量、色、质及兼症、舌脉、体质状况等辨其寒热虚实。一般痛在经前、经期多属实，痛在经后多属虚；痛甚于胀，经血色暗夹血块，多为血瘀；胀甚于痛，伴经血排出不畅者，多属气滞；绞痛、冷痛、得热痛减为寒；灼痛得热痛增，多为热；痛在少腹，兼有乳房胀痛者，病多在肝；痛连腰骶，伴头晕、耳鸣者，多为肾虚。

痛经之病位在冲任、子宫，变化在气血，表现为经行腹痛。本病的治疗原则，以调理冲任气血为主。还必须区别痛时与平时的不同治法，以及根据生理周期的不同阶段，冲任气血变化的不同而调之。痛时缓急止痛以治标；平时审因辨证以治本；经前、经期冲任二脉气实血盛，易生阻滞，宜理气活血以行滞；经后血随经去，血海空虚，治多养血益气以补虚。

若胞宫受寒，恶血内阻，治宜温经散寒，活血止痛，吴茱萸汤加味；若证属血虚寒闭，治宜温通血脉，调和营卫，方用当归四逆汤加减；若冲任虚寒，瘀血阻于胞宫之证，治宜温经散寒，祛瘀养血，予温经汤加减；若气血瘀滞者，治以调气活血，行瘀止痛，投抵当汤。

第八章　月经不调

月经不调，表现为月经周期、经期或经量的异常，或是月经前、经期时的腹痛及全身症状。病因可能是器质性病变或是功能失常。许多全身性疾病如血液病、高血压病、肝病、内分泌疾病、流产、宫外孕、葡萄胎、生殖道感染、肿瘤（如卵巢肿瘤、子宫肌瘤）等均可引起月经失调。

案1　梅国强肾气丸案

马某，女，25岁。

18岁月经初潮，月经推迟1月至1年方至，经期腰痛，乳胀、量少，5~6天干净，面部及背部痤疮，舌苔薄白，脉缓。梅师认为，该患者先天之肾精、肾气不足，故18岁月经初潮，月经后期，量少，此人体内有热而致痤疮，故需以补肾益精为主，兼以清热，用肾气丸合五子衍宗丸加减。方药如下：生地黄10g，山药10g，山萸肉10g，枸杞子10g，菟丝子10g，覆盆子10g，五味子10g，车前子10g，黄芪30g，当归10g，淫羊藿30g，仙茅15g，蛇床子20g，鸡冠花10g，绿萼梅10g，月季花10g，益母草10g。患者服用本方半年余，月经推迟时间缩短，痤疮基本消失。此人以虚为本，用缓补之药，未用峻补之品，谨防温补太过反生变证。梅师常常用能够美容养颜的“四花”，即玫瑰花、鸡冠花、绿萼梅、月季花，治疗痤疮、黄褐斑，其疗效理想。

【原按】

《黄帝内经·素问·上古天真论》明确提出："女子七岁，肾气盛，齿更发长，二七而天癸至，任脉通，太冲脉盛，月事以时下，……。"这是以7岁为律，按女性生理特点分期的最早记载，并探讨了肾气的盛与衰，天癸的至与竭，冲任的充与少诸方面，与月经有密切关系。《黄帝内经·素问·金匮真言论》曰："精者，身之本也。"《黄帝内经·素问·奇病论》："胞络者，系于肾。"《傅青主女科》谓："经本于肾。"又言，"经水出诸肾"，均以说明肾气、肾精在月经产生过程中起主导作用。若阳气不足或肾精亏虚，冲任损伤，可致月经过多、月经过少、月经先期、月经后期、崩漏、痛经、闭经等多种月经病。梅师常以肾气丸加减化裁治疗：生地黄、山萸肉、山药、茯苓、泽泻、牡丹皮、制附片、桂枝、月季花、鸡冠花等。此方稍加变化，便成一方三法。基本方为法一；法二：肾阴虚者，去制附片、桂枝，另加二至丸；法三：肾阳虚而不宜桂附之温燥者，去桂附，加仙茅、淫羊藿、蛇床子等。对于女子月经来潮较晚、月经后期者，常用五子衍宗丸以补益肾精。

摘自：高黎．梅国强教授治疗月经病经验述要．光明中医，2012（1）：31.

案2 朱南孙甘麦大枣汤案

董某，女，38，已婚。

2010年6月30日初诊：月经稀发4年余，寐欠安，多梦，舌淡暗，脉弦细数，证属肾气不足，阴血耗损。治拟补肾益气，调补肝血。当归15g，白芍12g，女贞子12g，桑椹子12g，枸杞子12g，菟丝子12g，茯苓、茯神各12g，首乌藤20g，合欢皮12g，党参15g，炙黄芪15g，12剂。

2010年7月17日二诊：月水至今未转，晚有瘀下，脉弦迟，舌淡，苔薄黄腻，有行经预感，治宗原法。当归 20g，白芍 12g，川芎 6g，熟地黄 15g，枸杞子 12g，菟丝子 12g，川断 12g，川牛膝 12g，泽兰 12g，益母草 20g，14 剂。

2010 年 7 月 31 日三诊：7 月 17 日至 7 月 20 日，阴道有少量咖啡样血，夜寐欠安。由于阴血不足，冲任失调，治以养血活血调经。当归 30g，白芍 12g，熟地黄 15g，川芎 6g，党参 20g，丹参 20g，炙黄芪 20g，茯苓 12g，茯神 12g，首乌藤 20g，合欢皮 12g，淮小麦 30g，炙甘草 6g，大枣 10g，14 剂。

2010 年 9 月 18 日四诊：月经量少，4 天净，测 HCG（人绒毛膜促性腺激素）阳性，无不适，但感神疲，尿频，脉细滑数，舌淡黄苔薄腻，略有齿印，乃有孕之象。治拟补肾益气，养血聚胎。党参 15g，炙黄芪 15g，白术 9g，白芍 9g，菟丝子 12g，桑寄生 12g，桑螵蛸 12g，川断 12g，苎麻根 20g，陈皮 6g，谷芽 9g，麦芽 9g。

【原按】

调经的关键在于滋阴益肾。心主血，其充在血脉。《素问·评热病论》曰："月事不来者，胞脉闭也，胞脉者属心而络于胞中，今气上迫肺，心气不得下通，故月事不来也。"指出心与胞脉的联系。胞脉为络于子宫的血脉，故属心所主。《仁斋直指方》云："血藏于肝，流注于脏，而主其血者在心。上为乳汁，下为月水。"故调经妙在养心安神。朱教授认为甘麦大枣汤虽然只有三味药，它却可以三位一体，三味合煎汤饮用，目标明确地发挥养心安神、补益脾肾、调畅肝气的作用，广泛用于妇科病。正如清代徐彬曰："小麦能和肝阴之客热，而养心液，且有消烦利溲止汗之功，故以为君；甘草泻心火而和胃，故以为臣；大枣调胃，而利其上壅之燥，故以为佐。盖病本于血，必为血主，肝之子也，心火泻而土气和，则胃气下达。肺脏润，肝气调，燥止而病自除也。补脾气者，火为土之母，心得

所养，则火能生土也。”（《金匮要略论注》）

不少不孕症患者，因婚后多年未育，或自身年龄较大，或家庭环境及周围舆论压力，常有焦虑、忧虑之感，导致肝郁气滞，阴阳失衡，气血不调，脏腑经脉功能失常，给治疗带来不利影响。明代万全《广嗣纪要·寡欲篇》云：“女子贵平心定意。”因此，临证治疗时，注重通畅患者的情志，常将甘、麦、大枣用于方中。正如清代顾松园云：“此方以甘润之剂调补脾胃为主，以脾胃为生化气血之源也，血充则燥止，而病自除矣。”当烦热比较明显时，伴有口干舌燥、手脚心热、舌质红、舌苔薄少者，可以用生甘草，补虚的同时兼能清热；若以精神疲惫、乏力倦怠等表现为主，可选用炙甘草，着重于温补脾胃，益气和中。至于小麦，通常用小麦的成熟果实就行，而当阴虚夜间盗汗严重时，则可用小麦未成熟的干瘪果实浮小麦代替，益气除热之余还可以敛汗、止汗。亦可同用，效果更佳。

摘自：张春玲，刘志杰．朱南孙教授应用甘麦大枣汤经验．中国中医药现代远程教育，2011（119）：70-71.

案3　裘笑梅桂枝加桂汤案

王某，26岁。

1984年12月5日初诊：月经后期，经行腹痛甚剧，放射至下肢及臀部，步行困难，伴有发热。病起先后两次流产，外受风寒。B超提示左侧子宫内膜异位兼右侧附件炎症，肿块略大于山核桃，囊性改变。病延二载，末次月经10月30日。苔薄白，舌质隐约呈紫，脉沉细涩。证属寒入胞宫，治用桂枝加桂汤化裁：炙桂枝、炒川芎各6g，肉桂末1.5g，炒当归、炒川楝子、醋延胡索、赤芍、白芍各9g，炮姜、炒小茴香各3g，制香附、忍冬藤、半枝莲各10g。5剂后经转，色量正常，腹痛已瘥，体温正常，仅感腰腿酸楚，脉细，舌质润。治用四物汤加续断、狗脊、桑寄生、炒杜仲、山药。嘱经后按月继服初诊方，连服此方 3 个月，经转正常，腹痛消失。B 超复查肿块已消失。后正常受孕。

【原按】

本案系流产后寒入胞宫，因冷而滞行，滞成瘀积，方用桂枝加桂汤，治在助阳逐寒，活血散瘀。方中当归、川芎、赤芍养血活血；桂枝复加肉桂温经散寒，助阳逐瘀；炒小茴香、乌药、艾叶、香附、炮姜温化疏理；炙甘草温养脾气，以助气血运行之力。

摘自：董建华．中国现代名中医医案精粹．北京：人民卫生出版社，2010：213.

案 4　焦树德胶艾汤案

张某，女，28 岁。

素日健康，但近半年来月经赶前，每月提前约 10 天左右，经色鲜红，略有口干渴，腰腿酸困，余无大苦。舌苔薄白，舌质嫩红，脉细滑略数。诊为血虚生内热，热扰血海，故月经提前来潮，其色鲜红无血块，而有口干渴之症。治法调经固冲，凉血止血。方宗胶艾汤出入：生地 20g，川断 18g，杜仲 15g，当归 9g，白芍 12g，阿胶 12g，艾炭 20g，黄芩炭 12g，补骨脂 9g，水煎服。另服三七粉 2g，分 2 次随汤药冲服。连进 14 剂，月经按期来潮。嘱下月来潮前 10 天，服上方 10 付，使月经应期而至。照此服法，连用 3 个月，均在月经来前 2 周即服上方 12 剂，使月经每月按期来潮。自此治后，诸症痊愈，月经正常。

【原按】

近代临床上常将本方用于先兆流产及产后子宫恢复不全而出血、月经先期、月经过多等病属于血虚下元不足之证者。如用于安胎时，一般常加黄芩 9~12g、白术 6~9g、桑寄生 20~30g、川断 12~18g。

摘自：焦树德．焦树德临床经验辑要．北京：中国医药科技出版社，1998：410-411.

案5 班秀文附子汤案

赵某，女，32岁。

经期前后不定，量多少不一，色淡质稀，经期眼睑轻度浮肿，平时带下量多，色白质稀，神倦嗜卧，四肢乏力，纳差，便溏，舌苔薄白，舌质淡嫩，脉象虚迟。拟温肾健脾之法，药用附子汤加味。制附子9g（先煎），茯苓9g，白芍12g，党参15g，益智仁9g，乌药9g，当归12g，炒谷芽15g，炙甘草6g。守方出入，每天水煎服1剂，连服9剂，胃纳转佳，大便正常，精神良好，经行周期、经色、经量均正常。

摘自：班秀文．班秀文妇科医论医案选．北京：人民卫生出版社，1987：11-12.

案6 班秀文炙甘草汤案

农某，女，32岁，小学教师。

3年来经行前后不定，量或多或少，色暗红而夹有紫块，每次持续7~12天始净。本次经行已8天，仍淋漓不绝，色暗淡，夹小块，小腹绵绵冷痛，苔少舌干，脉涩而不匀。证属阴血亏虚，气虚不摄血。拟益气养阴、补血止漏之法为治。太子参15g，生地黄20g，炙甘草12g，麦门冬10g，阿胶12g（烊化），老姜炭2g，肉桂丝2g（后下），益母草10g，冬大枣12g。每天水煎服1剂，连服3剂而漏止。以后复以《金匮要略》胶艾汤而善其后。

【原按】

本方乃根据《伤寒论》之炙甘草汤化裁而来。复脉汤本为治伤寒脉结代、心动悸之主方。本例多年经漏过多，脉涩不匀，乃气血已虚之证。本方去桂枝、生姜之温通，改肉桂、姜炭之温涩，加益母草，化瘀不动血，止漏不留瘀。

摘自：班秀文．班秀文妇科医论医案选．北京：人民卫生出版社，1987：21-22.

案7　丁启后肾气丸案

熊某，女，33岁。

2005年2月20日初诊：人工流产后经量减少8个月。自述怀孕3次，流产1次，足月生产2次，8个月前妊娠50天行人工流产术，手术顺利，流血6天净。术后月经40天复潮，量少色暗，用纸半包，3天净（术前用纸一包多，周期30天左右）。自此后经来常推后10余天，经量渐进性减少。就诊时述经净3天，末次经来呈点滴状，2天净，未用纸垫（LMP：2005年1月15日）。间或在经前服过当归丸、乌鸡白凤丸等无效。3个月前开始时感乳房胀痛并挤出少量乳汁，到某医院检查内分泌，诊为“高催乳激素血症”。建议口服溴麦角隐亭，未执行。就诊时见其面有暗斑，表情抑郁，感腰酸不适，四肢不温，时面浮肢肿，乳房胀痛，仍可挤出少量乳汁。舌淡暗苔白，脉沉细无力，妇科检查、B超检查无异常发现。诊其为月经过少（高催乳素血症），证属肾虚肝郁。此为人工流产术后损伤肾气，致肾虚经血不充，血海不能按时满溢，经来推后量少，因服药疗效不佳，致气机郁滞，气血不循常道下注冲任胞宫，而上行变为乳汁溢出，属肾虚肝郁之证。治宜补肾助阳，调理气血，方拟肾气丸加味。处方：熟地黄15g，山药15g，肉桂10g，制附子（先煎）15g，泽泻15g，茯苓15g，山茱萸12g，丹皮12g，桃仁15g，红花12g，怀牛膝12g，生麦芽60g，川楝子15g。水煎服，日1剂，半月后复诊。

二诊：服上药后手足逆冷减轻，乳胀次数减少，乳汁挤出量减少，质变稀薄，上方持续服用1月。

三诊：乳汁已不能挤出，乳房不胀，月经40天来潮，量稍增，色转红，用纸2张。LMP：2005年4月5日。上方去丹皮、红花，加菟丝子15g，当归15g，川芎15g。服至月经来潮后。

四诊：月经周期35天来潮。LMP：2005年5月10日，量增多，用纸5张，色鲜红，乳房未有乳汁挤出，余症好转，面斑变淡，舌淡苔薄白，脉细。上方服至经来。

五诊：月经周期32天来潮，用纸1包，4天净，无乳汁挤出，嘱其少食生冷，停止服药。

摘自：孙光荣．当代名老中医典型医案集－妇科分册．北京：人民卫生出版社，2009.

案8　于己百温经汤案

侯某，女，27岁。

2006年5月20日初诊：月经40~50天一行已14年。自述13岁月经来潮，常40~50天一行，经期5~6天，经期乳房胀满不适，近1月来伴有腰部酸痛，乏力，经行前两天有小腹胀满疼痛。经量少，色暗淡，有血块，伴小腹冷痛，腰酸无力，畏寒肢冷。舌淡暗，苔薄白，脉沉迟无力。诊其为月经后期。女子"有余于气，不足于血"。本例月经后期，即属冲任不足，气虚血少，气滞血瘀，血海不能按时满溢，故月经不得按时而下；气滞血瘀，故经期乳房胀满不适，经行前2天有小腹胀满疼痛。治宜养血理气，祛瘀通经，方拟温经汤加减。处方：当归12g，白芍15g，川芎10g，桂枝10g，党参20g，炙甘草10g，生姜10g，吴茱萸6g，红花10g，桃仁10g，川牛膝15g。6剂，水煎服，日1剂。嘱经期勿动凉水。

二诊：服用前方后小便多，爱矢气，晨起恶心，月经未至，腰部酸困，乏力伴小腹坠胀，但较前有所减轻。舌质淡暗，舌苔薄白，脉沉细。

方已奏效，前方加强补肾之怀牛膝 15g，川断 20g，狗脊 20g，6 剂。调护，医嘱同前。

三诊：服用前方后腰部酸困已明显减轻，此周来乳房两侧、小腹胀痛不舒，月经未至。舌质淡，舌苔薄白，脉细。病情继续好转，前方加强理气之香附 10g，川楝子 10g，延胡索 12g。调护，医嘱同前。

四诊：月经于 6 月 5 日至，经行 3 天，量中等偏少，月经前 2 天仍感有不适，腰酸困比上次好转，大便偏稀成形。嘱下次月经来潮前 5 天来诊。连续调治 2 月，月经恢复正常，诸症悉除。

摘自：孙光荣．当代名老中医典型医案集–妇科分册．北京：人民卫生出版社，2009.

结　语

月经不调，病因有虚、实之分。虚者多因脾肾亏虚，气血不足，治疗当补益脾肾，养血益气。若阴血不足，冲任失调，治以养血活血调经，方用甘麦大枣汤。实者多因寒凝血瘀，治疗当温中活血。若证属寒入胞宫，治用桂枝加桂汤化裁。

第九章　妊娠恶阻

妊娠早期出现恶心呕吐、头晕厌食、恶闻食味，甚则食入即吐的症状，称为“妊娠恶阻”，又称“妊娠呕吐”“子病”“病儿”“阻病”。若妊娠早期出现择食、厌食、轻微恶心、头晕倦怠等症状，称早孕反应，一般不需治疗，3个月后可自行缓解。本病论治首见于《金匮要略·妇人妊娠病脉证并治》。

西医学中，妊娠呕吐属本病范畴。

案1　许润三干姜人参半夏丸案

王某，女，34岁，干部。

1985年7月11日初诊：患者以往月经规律，1979年结婚，婚后连续3次流产，均于早孕2个月无明显诱因自然流产，行清宫术，最后1次流产为1983年。术后一直避孕，服中药调理。近来体质好转，终止避孕措施。现停经49天，尿妊娠免疫试验（+）。近1周来，小腹凉，但不痛，大便溏，每日2~3次，纳呆，恶心，呕吐清水。患者素来体弱，肠胃功能不佳，消化差，腹胀，排气较多。未见阴道出血，舌质淡，苔白滑，脉象沉细而滑。尿妊娠免疫试验阳性（+），尿酮体（-），大便常规（-）。诊断：①习惯性流产；②妊娠恶阻（脾胃虚寒型）。治宜补肾固胎，温胃健脾，降逆止呕。方用寿胎丸合干姜人参半夏丸加减：桑寄生30g，菟丝子

30g，当归 10g，生白芍 15g，生甘草 10g，干姜 5g，白人参 10g（另煎兑服），半夏 10g，苏梗 10g。服上方 5 剂后，大便已成形，每日 1 次，腹胀消失，但仍恶心呕吐，口干不欲饮。上方去人参、干姜，加太子参 15g，竹茹 10g。又进 7 剂，呕吐已止，惟清晨恶心，每日可进主食 150~200g，精神好转。但近 2 日，阴道见少量咖啡色分泌物，无腹痛，遂转为以保胎为主。方用寿胎丸加减：桑寄生 30g，菟丝子 30g，当归 10g，生白芍 15g，甘草 10g，阿胶 10g（烊化），苎麻根 30g，生姜 10g，半夏 10g。服 3 剂后，阴道出血止，为巩固疗效共进上方 30 剂，此时妊娠已 13 周，B 超检查胚胎发育与妊娠月份相符，患者精神转佳，面色红润。

【原按】

患者系由于肾气不足，冲任失养，胞胎失固而致滑胎。又因平素脾胃功能不佳，脾阳不健，故孕后即出现便溏、呕吐清水等症状。治宜肾脾兼顾，故选方用寿胎丸合干姜人参半夏丸。

摘自：许润三．中医妇科临床证治系列讲座之妊娠恶阻证治．中级医刊，1993（7）：55-56.

案 2　许润三小半夏加茯苓丸案

李某，女，25 岁，干部。

1992 年 3 月 5 日初诊：患者以往月经规律，24 岁结婚，1 年后怀孕，末次月经 1992 年 1 月 20 日。现停经 40 余天，尿妊娠免疫试验（+）。近 2 周，患者恶心呕吐，以晚间为甚，呕吐物为胃内容物，甚时吐出白色泡沫状物，白天可进稀粥少许，近 3 日伴头晕头痛，嗜睡，口干，不欲饮食，大便干，已 3 日未行，时感腰酸，舌质淡红，苔薄黄，脉细滑。尿妊娠免疫试验（+），尿酮体（-），血常规、尿常规、肝功能等均正常。诊断为妊娠恶阻。证属脾虚痰湿，兼有虚热。治宜健脾化湿，化痰止呕，兼清虚热，以小半夏加茯苓汤加减治之。半夏6g，生姜10g，陈皮10g，砂仁5g，竹茹10g，黄芩10g，茯苓20g，白术6g。服上方3剂后，恶心呕吐症状好转，每日可进主食100~150g，头晕等症状明显减轻，舌质红，苔薄黄，脉滑有力。上方去陈皮、砂仁，加太子参15g，苏叶5g，继服5剂，患者基本痊愈。

【原按】

患者平素脾胃虚弱，痰湿内生，孕后冲气挟痰湿上逆，故呕恶不食，甚时呕恶白色泡沫状痰涎。孕后血聚养胎，阴血不足，而出现口干，大便秘结。阴液被伤，故见口苦，舌苔薄黄，乃内热之象。脉重按无力，为脾虚之候。故治以健脾利湿、化痰止呕、兼清虚热之法。方用小半夏加茯苓汤，以化痰降逆止呕为主，另以白术、黄芩兼顾脾虚与内热。呕吐日久，气阴受损，故去陈皮、砂仁温燥之品，加太子参补益气阴，苏叶行气止呕。上方共服8剂，恶心呕吐消失，精神好转出院。

摘自：许润三．中医妇科临床证治系列讲座之妊娠恶阻证治．中级医刊，1993（7）：55.

案3 许润三乌梅丸案

吴某，女，29岁，干部。

1973年5月27日初诊：患者以往月经规律，末次月经1973年4月5日。停经36天，感全身疲乏无力，体温37.3℃。于停经第40天出现呕吐、食入即吐、头晕不得站立等症状，尿妊娠免疫试验（+），近来呕吐不止，形体消瘦（体重下降10kg），眼眶下陷，双目无神，呕吐为血样物，发热口渴，尿少便秘（大便1周未行）。口唇干燥，舌红，舌苔薄黄，脉细滑数。孕第49天清晨，患者因食下半只香蕉突然出现胃脘疼痛，继则胆囊部位钻痛难忍，辗转不安，时发时止，频繁呕吐，手足厥冷，面色苍白，前来求诊。经诊断：①胆道蛔虫；②妊娠恶阻。治宜温脏安蛔。方用乌梅丸加减：乌梅6g，细辛2g，干姜6g，黄连3g，蜀椒6g，苦楝根皮6g，桂枝6g，党参10g，使君子10g，当归10g。服上方1剂后，疼痛即止，未再发作，尿酮体（++），恶心，呕吐酸水苦水，不能进食，大便1周未行，舌质红，苔薄黄而干，脉象细滑数无力。继以上方加减，药用乌梅3g，细辛1.5g，川椒3g，当归10g，火麻仁10g，瓜蒌仁10g，浓煎代茶饮，兼以饮食调理，休息，症状逐渐缓解。

【原按】

患者平素胃肠为寒邪所困，怀孕以后冲气上逆犯胃，胃气不降，以至频繁呕吐不得进食，胃液大伤，肠内蛔虫因胃热肠寒，遂扰动不安，上窜胆道。按乌梅丸加苦楝根皮做汤，仅服1剂，疼痛完全消失。方书皆谓苦楝根皮为有毒之品，但经多年观察，该药对后代体力及智力无任何影响。此即《内经》所谓“有故无殒，亦无殒也”。

摘自：许润三．中医妇科临床证治系列讲座之妊娠恶阻证治．中级医刊，1993（7）：56.

案4　哈荔田橘皮竹茹汤合温胆汤案

张某，女，25岁，已婚。

1976年4月3日初诊：怀妊3个月，恶闻食气，胸闷不舒，食入则吐，所吐皆为食物痰涎，倦怠乏力，卧床不欲动。口黏且苦，小便黄短，苔黄而腻，脉来弦滑。此系胎热上干，痰浊逆胃。拟予清热化痰、降逆止呕之法。处方：清半夏、云茯苓各9g，淡竹茹12g，枇杷叶15g，炒枳壳、条黄芩各9g，橘皮、苏梗各6g，2剂。水煎2次，取200ml分3次温服。

二诊：前方服后，胸次豁然，起坐行动已不晕吐，略能进食。原方再进2剂，即啖饮如常矣。

摘自：哈荔田．哈荔田妇科医案医话选．天津：天津科学技术出版社，1982：109.

案5 姜春华小半夏加茯苓汤合橘皮竹茹汤案

何某，女，28岁。

1980年10月21日初诊：停经4个月，恶心，呕吐，纳差，厌食。近日来胃痛，觉有热气上冲。舌质红、少苔，脉滑数。西医诊断为妊娠恶阻，中医辨证为肝热气逆。拟清热疏肝，和胃止呕。以小半夏加茯苓汤合橘皮竹茹汤加减。药用：半夏、茯苓、橘皮、竹茹各9g，生姜3片，黄连3g，吴茱萸1.5g，大枣7枚。每日1剂，水煎服。连进5剂后，恶心、呕吐止，食纳增，痊愈。

【原按】

本例为妊娠呕吐，以小半夏汤加茯苓、橘皮、竹茹，和胃降逆止呕，左金丸用以清肝热。方药对症，其病速愈。本草书有“孕妇服之能殒胎”之说。姜氏认为这是毫无根据的。仲景用之治妊娠呕吐，姜氏也一贯用于妊娠呕吐，未见殒胎之例。

摘自：戴克敏．姜春华运用半夏的经验．山西中医，2002（2）：3.

案6 吴汉民大黄甘草汤案

束某，女，26岁。

1983年5月26日初诊：停经52天，查为有孕，头痛恶心泛泛，食入即吐，尚伴尿痛，以往有热淋病史，先予泻肝和胃、清热利湿之剂，尿痛、尿频好转，但呕吐不已，渐至粒米难进。察苔薄黄而偏干，脉弦滑。仲师云：“食已即吐者，大黄甘草汤主之。”陈林曰：“食已即吐，是胃热上逆而不能容食，与反胃寒呕水饮不同。”此案系胎气挟热上循，但恐药过病所，有伤胎元，故取其味而变其制。处方：生大黄2g，生甘草5g，分2次泡茶频饮。

6月1日复诊：自述当天下午用保温杯将药泡后，约半小时喝一大口，3~4次后，口干明显缓解。晚上进少量稀饭未见呕吐。次晨又饱服上药，中午吐止，已能正常进食。后又见胃内嘈杂恶心，仍用上法1次即已。

【原按】

笔者在临床中喜以大黄、甘草二味，治妊娠及其它疾病引起的严重呕吐，证属胃火者甚验。属寒者，合生姜；夹湿者，加藿香或砂仁；中虚者，配大枣。药不过3~4味，总量不到10g，常能应手取效。生大黄有攻下破瘀之力，常为孕妇所忌，然笔者用量颇轻（一般1~2g），又是泡服，意在降胞中之火，务使胎火降而不上冲，头眩、恶心、呕吐诸症自可平息。

摘自：陈明．金匮名医验案精选．北京：学苑出版社，2011：463-464.

案7　陈树人吴茱萸汤案

女患，28岁。

妊娠2月余，呕吐频作，汤水难进，面容消瘦，懒于动作，每日靠葡萄糖等维持营养。后延余诊治，见其面色㿠白，四肢厥冷，舌淡白，脉滑数。系脾胃虚寒，胎气上逆。治宜温中降逆，和胃安胎，吴茱萸汤加味治之。淡吴茱萸6g，党参6g，生姜12g，半夏6g，陈皮6g，茯苓10g，大枣6枚。服药3剂，呕吐得止，纳谷渐启，再服3剂而愈。

摘自：陈树人．吴茱萸汤加味临证举隅．实用中医内科杂志，1989（2）：36.

案8　徐杏甫乌梅丸案

胡某，女，35岁。

1979年1月20日初诊：经停2个月，呕吐10天，纳食即吐，不食亦吐，空腹时呕吐苦水，呕甚小便失禁，头昏心悸，脘闷食少，时有腹痛腰痠，小便短赤，大便干结，舌红苔黄，脉滑数。去年曾因恶阻引起流产，以往妊娠反应严重，5~6个月时方可休止。辨证：妊娠聚血养胎，血不养肝，肝气犯胃，胃逆呕吐。证属妊娠恶阻。急拟苦降辛通，和胃降逆，养血安胎。黄连1.5g，干姜0.5g，枳实、半夏各5g，当归、白芍、黄芩、木香、白术、苏梗、姜竹茹、苎麻根各10g，2剂。服上方1剂好转，2剂呕止，能食，诸症均减，已经恢复正常。

【原按】

妊娠恶阻，仍属胃逆不降，故用苦降辛通，降逆和胃，合当归散，养血安胎，常获良效。

摘自：徐杏甫．苦降辛通法的临床应用．江苏医药，1979（4）：20.

案9　伍炳彩五苓散案

患者余某，23岁。

1980年春，因妊娠呕吐甚剧，多方治疗无效，不得已而中止妊娠，刮宫流产后不及2个月再次怀妊，反应如前。患者形体消瘦，食入即吐，水入亦吐，故而饮食全停，常须输葡萄糖、盐水等维持。余复诊多次，举凡妊娠呕吐之方都试用无效。观其面色㿠白，口唇潮红，口渴引饮，舌质红瘦，脉搏滑数。初看似胃阴不足、胃气上逆之证。细询患者：饮水后有恶心肠鸣否？告曰：有之。始悟此乃肾虚素有水饮之证，怀孕后胎气引动肾气，致腑气更虚，水饮得以发作，上逆犯胃而呕吐不止。饮乃阴邪，阻遏阳气，致水不化津，是以口渴引饮。唇红舌赤便结者，乃吐多伤阴，复加饮食断绝，后天化源不充故耳。观其饮水多则恶心肠鸣，随之呕出，即水饮之明证。疏方五苓散，重用茯苓30g，白术15g，复加半夏以和胃降逆化饮，嘱其频频饮服，终获食进呕止之效，至期顺产一女婴，越二年又妊娠，呕吐虽犯，其势较轻，仍进以前方，足月分娩一男孩。

【原按】

五苓散是张仲景治疗膀胱蓄水证之方。论中（包括《金匮要略》）叙述五苓散的条文有五，其指征是：①“中风发热，脉浮数”；②“烦渴或渴欲饮水，水入则吐”；③“小便不利，脐下动悸，少腹满”；④“吐涎沫而癫眩”。论中虽未明言治呕吐，但从“水入则吐”和“吐涎沫”等条文来看，呕呕之病已在其中。若再从方测证，本方能化气利水，健脾祛湿，可见它是祛除水饮的方剂之一。水饮为患，变幻不一。迫肺可致咳逆喘息；犯胃则为呕吐；内蓄膀胱可出现少腹满，脐下动悸；水停气阻又会消渴引饮。考其成因，皆由肾阳虚弱，膀胱气化失司，以及嗜饮受湿过度，损伤脾阳所致。

摘自：伍炳彩．五苓散治呕吐的临床应用．江西中医药，1985（5）：21-22.

案 10　班秀文桂枝汤案

赵某，女，28 岁，卫生院护士。

受孕 2 月余，恶闻食臭，每食入则吐，心烦，时吐涎沫，质稀薄。苔薄白，舌质如平，脉细缓。证属胎气上逆，胃失和降。拟桂枝汤调和阴阳，治其营卫为治。桂枝 5g，白芍 5g，生姜 10g，炙甘草 5g，大枣 10g。每天水煎服 1 剂，连服 3 剂。

【原按】

《金匮要略》云：“妇人得平脉，阴脉小弱，其人呕，不能食，无寒热，名妊娠，桂枝汤主之。”

摘自：班秀文．班秀文妇科医论医案选．北京：人民卫生出版社，1987：24.

案11 钱伯煊干姜人参半夏丸案

郭某，女，成人，已婚。

初诊日期：1959年6月18日。

现妊娠1个半月，停经30天即有泛恶呕吐，近4天加重，不能饮水进食，呕吐黄水，头晕，大便干燥，舌苔黄腻，根微黄垢，脉软滑微数。辨证：肝胃气逆，痰浊不降。治法：和肝胃，降痰浊。方药：秫米12g，清半夏9g，2剂。

6月20日二诊：入院后服药仍吐，心中烦热，口干且苦，但喜热饮，胃脘作痛，少腹坠胀，舌苔淡黄腻，根微垢，脉左细弦数，右滑数。病因痰湿中阻，胃浊不降。治以益气温中，化痰降浊。党参3g，干姜3g，清半夏3g，三味研末，早、晚各服1.5g。服前再加生姜4滴，调和徐服。服上药后，呕吐止，诸恙渐安，以后未再服药。

摘自：中医研究院西苑医院．钱伯煊妇科医案．北京：人民卫生出版社，1980：63-64.

案12 门纯德桂枝汤案

马某，女，29岁。

妊娠2个月，困倦嗜睡，胃脘嘈杂不适，遇冷则寒栗，遇热则烦躁，情绪无定，呕吐不严重，脉象滑弱，但不能正常工作。服桂枝汤（桂枝、生白芍、生姜各三钱，炙甘草二钱，红枣四枚），水煎，晚饭前温服后进热粥，盖被待有微汗。2剂后，即日恢复。

摘自：门纯德．桂枝汤的临证应用体会．山西医药杂志，1979（1）：26.

案 13 王德光小半夏汤案

马某，女，26 岁。

初诊：1982 年 3 月 8 日。主诉及病史：妊娠 2 个月后，恶心呕吐。经中西调治月余，反而日趋恶化。初起尚能进少许饮食，至妊娠 3 个月呕吐加剧，食物入口即吐，饮水片刻亦复吐出。经入院点滴输液，脱水及酸中毒症状虽有缓解，但恶心、呕吐如故。妇科医生见其过于衰惫，拟终止妊娠，以防意外。诊查：其人消瘦，倦怠，头晕，气短音低，口干思饮，闻到药味亦呕逆欲吐，大便 7 日未行。脉数而细，舌干红降，苔薄黄。辨证：乃胃失和降、津液大亏、气阴两虚之象。治法：宜益气养阴，和胃降逆。但患者难于服药，乃选用近于无味的小半夏汤加味治疗，以治其标。处方：生半夏 20g，生姜 20g，代赭石 70g，竹茹 10g。煎汤 300ml，每饮 1 口，频频饮之，1 日之内服完 1 剂。

二诊：3 月 10 日。呕吐明显减轻，能食粥少许，大便未通下。舌苔仍薄黄。原方代赭石改为 150g。

三诊：3 月 12 日。前方药服用 1 剂后，大便通下如羊矢状 3~4 枚。改赭石为 50g。

四诊：3 月 27 日。前方药连服 15 剂后，呕吐止，饮食增，大便正常而愈。

摘自：董建华．中国现代名中医医案精粹．北京：人民卫生出版社，2010：524.

案 14 郭国兴大柴胡汤案

陈某，女，26 岁。

初诊：1978 年 10 月 4 日。主诉及病史：停经 2 个月，恶心呕吐 1 个月。停经1个月后即开始恶心呕吐，曾用西药溴米那普鲁卡因注射液、盐酸氯丙嗪、维生素B、甲氧氯普胺，静脉输液和中医治疗，均无好转，食入即吐，汤水难下，口吐苦水，头晕目眩，溲黄便秘。诊查：烦躁不安，肌肉瘦削，难以支体。舌红苔薄黄，脉弦滑。辨证：素体肝胆火旺，孕后进补，中焦壅滞，胃气上逆。治法：疏肝利胆，通腑降逆。处方：柴胡10g，黄芩10g，半夏10g，枳实10g，白芍10g，银花12g，竹茹10g，生姜3片，桔梗10g，甘草5g，大黄12g（另包，泡服）。上方服药2剂后，呕吐明显减轻，饮食能在胃中停留；少少频食，虽呕但未吐；大便仍觉不利。守原方再进，大黄增至15g，仍泡水频饮。以此方少作化裁，共治疗22天，饮服大黄400g左右，呕吐完全消除。后经饮食调理，身体逐渐恢复，足月顺产，母子平安。

摘自：董建华．中国现代名中医医案精粹．北京：人民卫生出版社，2010：238.

案15 孙浩铭半夏泻心汤案

王某，女，25岁，已婚。

1962年3月4日初诊：妊娠3个月，恶食，食则呕吐，头晕目眩，面赤心烦，口苦咽干，脘胀微痛，四肢疲惫。舌质红，苔薄黄，脉弦滑数。此胎火胃热所致。治宜泻火安中，用半夏泻心汤加减。处方：生半夏3g，沙参15g，黄连3g，黄芩6g，干姜1.5g，甘草2g，猪肚4.5g，紫苏梗4.5g。连服3剂，呕吐已平，惟恶心口苦，薄暮恶寒，早晨微热，两胁作胀。舌苔薄黄，脉滑数已减，但见弦滑。按脉症乃少阳枢机不转。取小柴胡汤加减继治。处方：柴胡4.5g，黄芩4.5g，半夏6g，生姜片1.5g，竹茹9g，荷叶6g，陈皮3g，砂仁3g（后下）。服2剂而愈。

摘自：孙浩铭．孙浩铭妇科临床经验．福州：福建人民出版社，1976：65-66.

案 16 孙朗川大半夏汤案

林某，女，20 岁，已婚。

1959 年 1 月 7 日初诊：停经 3 个月，近 1 月得食则呕，头眩耳鸣心悸，四肢疲惫，形体羸瘦，口干喜冷饮，嗜睡，喜食酸味。便燥溲少，脉来虚弦，舌绛苔光。病因重身 3 月，木气逆于胃土，故得食则吐。久吐阴虚，致口干舌绛，形体羸瘦。治宜调和肝胃，滋润降逆，以大半夏汤加减主之。处方：半夏 12g，沙参 18g，麦冬 9g，茯苓 15g，代赭石 15g，白蜜 30g（和水入药煎），1 剂。

1 月 8 日二诊：呕吐略减，口干亦瘥。处方：沙参 15g，石斛 9g，半夏 12g，代赭石 15g，茯苓 12g，白蜜 30g（和水煎），1 剂。

1 月 9 日三诊：呕吐平，诸感舒适，舌质偏红，苔薄，脉微弦而缓。再继如法以竟全功。处方：沙参 18g，茯苓 12g，半夏 9g，竹茹 15g，柿蒂 9g，服药 2 剂告愈。

摘自：孙平抚．孙朗川妇科经验．福州：福建科学技术出版社，1988：130-131.

结 语

胃弱是恶阻发生的根本，主要病机是冲脉之气上逆犯胃，胃失和降。因孕后胎源初凝，血聚养胎，胞宫内实，冲气偏旺，冲气上逆犯胃所致。本病治疗以调气和中、降逆止呕为主，分别采取健脾、疏肝、益气、养阴等治法。若肝热气逆，拟清热疏肝，和胃止呕，以小半夏加茯苓汤合橘皮竹茹汤加减；若胎热上干，痰浊逆胃，拟予清热化痰、降逆止呕之法，方选小半夏加茯苓汤；若脾胃虚寒，胎气上逆，治宜温中降逆，和胃安胎，吴茱萸汤加味治之；若脾胃虚弱，聚湿生痰，痰随冲气上逆，治宜健脾和胃，郁痰降逆，拟半夏厚朴汤加味治疗。用药当固护胎元，并注意饮食，调护情志。重坠下降之品不可过用，以免影响胎元，升提补气之品亦当少用，以防伤阴血。

第十章 妊娠腹痛

妊娠期间，小腹疼痛反复发作的症状，称妊娠腹痛，首见于《金匮要略·妇人妊娠病脉证并治》。本病由胞脉阻滞、气血运行不畅所致，故又称为胞阻。

本病以妊娠期间出现的小腹疼痛为主症，痛时多腹软而不拒按。宫外孕、胎动不安、堕胎、小产等也伴有腹痛。特别对急性剧烈腹痛的患者，更应重视，及时做出正确的诊断。

案1　周连三附子汤案

患者张某，女，22岁。

1963年3月8日诊治：妊娠6个月，经常少腹冷痛，又感受寒邪，引起剧痛，腹胀如鼓，不能入眠，微觉恶寒，小便清长，大便溏薄，剧痛眉皱，四肢常冷，痛时尤甚，舌白多津，脉弦有力。此乃肾寒阳微，胞宫失于温煦。治以温经散寒，扶阳抑阴。方用：炮附子、茯苓、白芍、白术各30g，潞参25g。上方服后，疼痛止，胀满减，少腹仍冷。继服上方10余剂，诸症悉除，至10月顺产一男婴。

【原按】

妊娠腹痛，病因颇多。此案由于肾阳衰微，胞宫失于温养，故少腹冷痛。阴寒之气壅遏于内，则腹胀肢冷。恶寒发热者，为阴盛格阳之证。病机属虚寒。思仲景《金匮要略》“妇人怀孕六七月，脉弦，发热，其胎愈胀，腹痛恶寒者，少腹如扇，所以然者，子脏开故也，当以附子汤温其脏”之论述，用附子汤以温经散寒，益气止痛。治投病机，故能获效。历代医家多认为“附子堕胎为百药长”，故妊娠时很少运用。本案用附子，乃遵《内经》“有故无殒，亦无殒也”之旨，辨证正确，治投病机，故有祛邪之功，而无堕胎之弊。何况仲景垂法，证脉分明，焉有不用之理？

摘自：周连三．医案2则．河南中医学院学报，1979（4）：11.

案2 唐祖宣附子汤案

木某，女，28岁。

1963年10月12日诊治：患者身体素健，妊娠6个月，感腹部冷痛，恶寒身重，先后服当归芍药散等方剂，腹痛仍未好转。症见面色青黄，少腹冷痛，恶寒身蜷，入夜加重，胎胀脉弦，大便溏薄，舌淡苔白，并发低热。此属里气虚寒、阴寒内盛所致。治宜温脏回阳，益气健脾。处方：炮附片、白术各24g，白芍、党参各15g，茯苓、黄芪各30g。服药4剂，诸症消失，后足月顺产一男婴，健康如常。本方附子用量至2枚，需先煎半小时，再纳诸药，3煎兑于一起，浓煎混匀，分4次服，则无中毒之忧。

【原按】

吾师周连三谓：此方为温阳峻剂，附子又为有毒之品，妊娠3~4月应慎用。仲景在妊娠6~7月时用附子是因为胎元已成，此时用附子则无堕胎之弊，何况胞宫虚寒，失于温煦，有是证则用是药，有故无殒也。其辨证需严格掌握，主要有腹痛发冷，入夜痛甚，喜按喜暖，恶寒身蜷，小便清长，胎胀脉弦，舌淡苔白多津等症，方可以用本方加减施治。附子乃扶阳止痛之佳品也。本方能治妊娠腹痛，不限于少腹，对腹中痛、上腹部疼痛，辨证属阳虚寒盛的病证多能收效。若西医诊为胃痉挛疼痛者，加干姜；下利，重用白芍；兼带红白夹杂者，酌用黄芩、黄柏；泄泻滑脱不止，去芍药，加赤石脂。

摘自：唐祖宣．附子汤的临床辨证新用．中医杂志，1981（11）：40.

结 语

妊娠腹痛，古称“胞阻”，以胞脉阻滞或胞脉失养之意名之，因而所涉及的病证范围局限。然而伴有腹痛的妊娠疾病，范围较广，病因复杂，临证当究其病因，不可轻易诊断为妊娠腹痛，以免延误病情。

妊娠腹痛不外虚、实两证，临诊需根据疼痛的性质、程度，结合舌脉，进行辨证。治疗以止痛为主，重在调理气血，使胞脉气血充沛，流通如常，则疼痛自止。同时注重固护胎元，调气不可过用辛燥，和血不可动血。暖宫不可过用辛热，以免耗气伤血助火。若因里气虚寒、阴寒内盛所致，治宜温脏回阳，益气健脾，方选附子汤；若因血虚、胞脉失养所致，以当归芍药散主之。

第十一章 妊娠水肿

妊娠期间，肢体、面目等部位发生的浮肿，称为“妊娠水肿”，亦称“妊娠肿胀”。若出现在妊娠晚期，仅见脚部浮肿，且无其他不适，为妊娠后期常见现象，可不作特殊治疗，多在产后自行消失。

案1 庞泮池葵子茯苓丸案

肖某，23岁。

初诊：1975年5月6日。妊娠达月，头晕，时有眼花，下肢浮肿，大便溏薄，脉右弦细数，左濡滑。血压150/100mmHg。血养胎儿，脾运失健，水湿阻滞，肝阳偏亢。予以健脾利湿平肝，佐以引产之品。冬葵子9g，茯苓9g，生白术9g，薏苡仁12g，白蒺藜12g，钩藤12g，天仙藤30g，牛膝12g，瞿麦12g，赤芍9g，2剂。

二诊：服药后，下肢浮肿已退，头晕、眼花亦减，但每见阳光，眼球作痛，有时心悸阵作，脉小滑数，苔薄白。血压120/80mmHg。仍以平肝健脾，佐以养心。守方加酸枣仁9g，磁石30g，服至5月13日安然产育。

摘自：申江医粹续集．妇科名家庞泮池学术经验集．上海：上海中医药大学出版社，2004：87.

案 2　庞泮池真武汤案

改某，25 岁。

初诊：1961 年 2 月 1 日。怀胎 9 个月，周身浮肿，气促息息，便频，但欲眠，小腹坠滞，脉濡滑，苔薄白，舌质暗淡。血压 140/106mmHg，尿蛋白（微量）。脾肾两虚，气虚湿滞，血运不畅。治宜健脾益肾，化湿和营。党参 9g，黄芪 9g，白术 9g，茯苓 9g，薏苡仁 12g，桑寄生 9g，当归 9g，4 剂。

二诊：1961 年 2 月 6 日。服药 4 剂，血压下降为 130/98mmHg，下肢浮肿稍减，但四肢无力，周身疲倦，大便溏薄，气短，溲频，脉滞滑，苔薄白，舌质暗淡。证属脾肾阳虚，水湿滞留。治拟健脾益肾，温阳化水，真武汤主之。熟附子 6g，党参 9g，白术 9g，茯苓 9g，炮姜 3g，炙甘草 3g，补骨脂 9g，山药 9g，白芍 9g，2 剂。

三诊：1961 年 2 月 8 日。药后面浮肢肿消退，腹泻已止，气短、神疲等症均见改善，血压 122/84mmHg，脉滑有力，苔白已化，舌质亦见红润。阳光煦照，则阴霾自消。守原方继服 3 剂，后育一女。

摘自：申江医粹续集·妇科名家庞泮池学术经验集. 上海：上海中医药大学出版社，2004：87-88.

案 3　孙朗川苓桂术甘汤案

王某，女，23 岁，已婚。

1963 年 5 月 7 日初诊：妊娠 6 个月。1 周来始见周身沉重，继而浮肿，下肢为甚，伴口淡无味，时泛清涎，食后脘胀，疲乏腰酸，舌淡边有齿痕，苔白润，脉弦滑，重按无力。拟为脾气虚弱，水湿停聚。治宜全生白术散加味主之。处方：白术 9g，茯苓皮 24g，腹皮 9g，姜皮 2.5g，陈皮 6g，砂仁 3g（后下），杜仲 15g，泽泻 9g，3 剂。

5 月 10 日复诊：服药 3 剂，浮肿减不足言。细揣脉症，患者口淡涎多，食后脘胀，舌质淡，苔白润，脉弦滑，重按无力。议为中阳不振、水饮泛滥所致。拟转苓桂术甘汤加味继之。处方：桂枝 9g（后下），茯苓 12g，白术 9g，砂仁 3g（后下），陈皮 6g，半夏 6g，姜皮 3g，腹皮 9g，杜仲 15g，炙甘草 3g。服 2 剂症减，又服 2 剂，浮肿全消。

摘自：孙平抚．孙朗川妇科经验．福州：福建科学技术出版社，1988：136-137.

结　语

妊娠水肿发生的主要原因为脾肾阳虚，水湿不化。若偏于肾阳虚衰，治宜化气行水，真武汤主之；若中焦脾阳虚，治宜振奋中阳，化湿利水，苓桂术甘汤主之。

第十二章　妊娠胎死不下

胎死腹中，历时过久，不能自行产出者，称为“子死腹中”，亦称“胎死不下”“胎死腹中”。本病可发生在妊娠期，也可出现在临产期，是妇产科常见病之一，确诊后应及时处理，以免影响孕妇安全。《圣济总录·产难门·子死腹中》云：“子死腹中，危于胎之未下。”西医学的过期流产和死胎属于本病范畴。

案1　朱小南大黄䗪虫丸案

范某，37岁，已婚，工人。

患者33岁结婚，妊娠5个半月时腹部被损伤，曾经两度见红，胎动消失。10月5日于某医院检查，检验尿妊娠试验呈阴性，认为胎儿已死腹中，久而不下，建议手术取胎，患者不愿。经该院介绍来诊。

初诊：1958年11月6日。近日胸闷纳呆，撞伤至今已有月余，腹部不感胎动，按腹虽妊娠6个半月，而胎位反见萎缩，如4个月形状，切脉弦涩。乃采用活血下胎法。当归尾、桃仁、牛膝梢、杜红花、京三棱、蓬莪术各9g，煎汤送服大黄䗪虫丸12g，3剂。

复诊：据述药后小腹隐痛，阴道业已流血，惟胎儿尚未落下，刻感精神疲乏，头晕肢软，按脉虚弦，舌苔薄白，乃用黑神散加减，温中活血。

当归9g，赤芍9g，熟地12g，黑豆12g，肉桂3g，京三棱9g，蓬莪术9g，生甘草3g，3剂。死胎连胎盘全下，落下时胎儿已经腐烂，除腹部略有胀痛外，流血不多，经过良好。

【原按】

胎儿已死腹中，并无生机，久不落下，对母体有害，所以可作为“宿瘀”诊治。治疗方法，若患者身体尚健，可用红花、桃仁等活血祛瘀之品，煎送大黄䗪虫丸。红花本为下胎药，熊氏《补遗》中有简易方：“热病胎死，红花酒煮汁饮二三盏。”但此等活血药宜与大黄䗪虫丸配合，方效显著。大黄䗪虫丸必须吞服，入煎则效逊。本品确有活血祛瘀、排出死胎之功效。若是患者身体虚弱，无力排出死胎，可用黑神散。方中用当归尾、赤芍、蒲黄活血，熟地黄可养阴补血，阴血充则死胎得以滋润而便于滑出；肉桂、干姜辛温壮阳，与活血祛瘀药配合，有增强排出死胎的功效；黑豆既可活血，与甘草配合，又能缓解孕妇死胎腐败而引起的中毒症状，如头晕、心烦、泛恶、口吐秽气等。

摘自：朱南孙．朱小南妇科经验选．北京：人民卫生出版社，1981：82-83.

案2　池如勋桃核承气汤案

袁某，女，23岁。

1967年11月23日初诊：患者怀孕8个月，1个月前自觉腹中胎儿不动，经某医院妇产科门诊诊断为胎死腹中，遂收住入院，请中医治疗。症见口干饮冷，大便4日未行，小便短赤，腹部胀满，手足心热，夜间尤甚。舌质暗红，苔老黄，脉沉滑而数。热邪伤脏，血热成瘀，热瘀内结，子死腹中。证属阳明里热，六腑以通为用，治宜速攻里结，荡涤实热，兼破瘀血。急投桃核承气汤1剂。处方：大黄、芒硝、桃仁、瞿麦各15g，枳实10g，牛膝20g，桂枝、䗪虫各5g。进药后次日上午8:00许，患者腹泻3

次，泻下燥屎数枚。9:00许，患者腰痛及小腹下坠；10:00后产下已死亡男胎1具。后嘱其静卧调神，并用清淡饮食以保胃气，1周后痊愈出院。

【原按】

本例患者乃邪入胞脉，热瘀互结，塞而不行，而致胎死。既是阳明里实，更有热瘀阻滞之候，此乃《伤寒论》中桃核承气汤证，池氏以本汤配《备急千金要方》桃仁汤两方，重在泻热攻下，活血破瘀，死胎既下，诸症痊愈。

摘自：陈明．伤寒名医验案精选．北京：学苑出版社，2011.

结　语

子死腹中，一经确诊，应从速促其下胎。若因阳明里热所致，治宜速攻里结，荡涤实热，兼破瘀血，宜投桃核承气汤。本病可发生在妊娠期，亦可发生在临产时。在确定用上法前，对死胎必须诊断明确。判断死胎的指征：舌色青，呕恶，腹中冷，阴中流水或下如赤豆汁，并结合妊娠试验、B超等确诊。临床上当药物治疗无效时，可采用手术治疗，根据不同情况采取钳刮术和人工引产术。

第十三章 胎漏、胎动不安

妊娠期间，阴道不时有少量出血，时出时止，或淋漓不断，而无腰酸腹痛、小腹坠胀等症状者，称为胎漏，亦称为胞漏，或漏胎，首见于《脉经》。若妊娠期间腰酸、腹痛下坠或伴有少量阴道出血，则称为胎动不安。首见于《诸病源候论》。

胎漏和胎动不安有别，胎漏仅见出血，胎动不安则腰腹痛伴有阴道出血，故以有无腰腹疼痛为其鉴别要点。

西医学的先兆流产、先兆早产属本病范畴。

案1　朱小南胶艾汤案

王某，20岁，已婚，教师。门诊号：27242。

初诊：1956年8月21日。患者陈述2个月前曾小产，出血甚多，身体尚未复原，最近怀孕又见红3次。近日头晕心烦，内热口干，胸闷不适，腰酸，并有畏寒身热之象。按其脉为细滑，舌质绛而苔薄黄。流红，色鲜红，量不多。证属血虚内热致胎漏，素体虚弱，冲任不固，除用药调治外应诸事谨慎，方能保全胞胎。治拟健脾养血、清热安胎法。归身6g，生地6g，白芍9g，白术6g，陈皮9g，苏梗6g，淡子芩6g，香附炭3g，焦栀9g，炒阿胶9g，藕节炭9g。用上方加减服4剂后，漏红已停，寒热已退，饮食亦逐渐恢复正常。

复诊：11 月 1 日。面色萎黄，精神疲怠，今晨又复漏红，腰酸痛，小腹并有隐痛。乃按其腹，摸得胎儿如 4 个月大。问感觉稍动否？回曰："尚觉能动。"切脉滑而无力，舌苔薄白。追问其有否受寒。乃答："昨晚曾同房，今晨又红，血量尚少。"病因与上次不同，盖由房帏不慎，复受寒冷，冲任受损，引起胎元不固。治用温中健脾、固肾安胎法。陈艾炭 6g，炒阿胶 9g，黄芪 6g，焦白术 6g，仙鹤草 9g，炮姜炭 2.4g，白芍 6g，大熟地 9g，苎麻根 9g，杜仲 9g，炙甘草 2.4g。服 2 剂，腹部不再隐痛，漏红亦止，经调理后，诸症第就愈。

【原按】

本例患者冲任受损后，尚未复原，1 个月余又告怀孕，结胎不实，血虚内热，近 1 月而流红 3 次，乃处方以阿胶汤加减。因略有寒热加紫苏梗，胸闷气郁加香附炭，服 4 剂而见效。隔 2 月余，复由房帏不慎，损伤胎气，因而见红，乃用胶艾汤加减，因受寒气，加炮姜炭，复用杜仲、苎麻根以助系胞之力。至于归、芎为血中阳药，能动血，所以减去未用。怀孕后而有小产史者，以暂时禁欲最为上乘，张景岳谓："凡受胎之后，极宜节欲，以防泛溢，而少年纵情，罔知忌惮。必由纵欲不节，致伤母气而坠者为尤多也。"

摘自：朱南孙．朱小南妇科经验选．北京：人民卫生出版社，1981：75-76.

案 2　吴佩衡胶艾汤案

范某之妻，年 28 岁，四川省会理县人。

身孕 6 月，某日因家务不慎，忽而跌仆，遂漏下渐如崩状，腰及少腹坠痛难忍，卧床不起。因其夫公务未归，无资以疗，延至 6~7 日，仍漏欲堕。余往诊之，气血大伤，胎恐难保，惟幸孕脉尚在，以大补气血、扶阳益气、引血归经为治。纵虽胎堕，可保产母无损矣。拟方四逆当归补血汤加味治之。附片100g，北口芪60g，当归身24g，阿胶12g（烊化兑入），炙艾叶6g，炙甘草10g，大枣5枚（烧黑存性）。服1剂，漏止其半，再剂则全止，3剂霍然，胎亦保住，至足月而举一子，母子均安。

【原按】

附子补坎中一阳，助少火而生气，阳气上升，胎气始固。芪、术补中土之气，脾气健运，则能统摄血液以归其经，入当归、阿胶以资既伤之血。艾、附相伍，能温暖下元，以止腰腹之疼痛。姜、枣烧黑，取其温经止血，且烧黑变苦，得甘草之甘以济之，苦甘化阴，阴血得生。阳气温升，阴血能补，则胎不堕矣。《内经》云："治病必求其本。"本固而标自立矣。若只以止血为主，而不急固其气，则气散不能速回，其血何由而止！

摘自：吴佩衡．吴佩衡医案．北京：人民军医出版社，2009：76-77.

案3　钱伯煊胶艾汤案

龚某，女，28岁，已婚。

初诊：1959年4月10日。习惯性流产3次，现又妊娠6个多月。近2个月来，阴道有不规则陈旧性出血，色暗紫，量中等，腰酸，腹痛下坠，纳食、睡眠、二便均正常，舌苔淡黄腻、中光，脉左细软微滑，右弦滑数。病由肝肾阴虚、肠胃蕴热所致，治宜养阴清热，方用胶艾汤加味。处方：干地黄12g，当归9g，白芍9g，川芎3g，艾叶3g，生阿胶12g，生甘草3g，黄芩6g，知母9g，藕节12g，4剂。

二诊：4月17日。服药后，阴道出血已止3天，腰酸，舌苔薄黄，尖微红，脉细滑数，尺弱，拟再养肝补肾，以固胎元。处方：干地黄 12g，当归 9g，白芍 9g，生阿胶 12g，生龟板 15g，川断 12g，杜仲 12g，山药 9g，桑寄生 12g，橘皮 3g，3 剂。

三诊：4 月 20 日。近日来未见出血，腰酸亦减，夜来少寐，舌苔薄白，脉弦滑、左尺弱，治宜补益肝肾，以固胎元。处方：干地黄 12g，当归 9g，白芍 9g，阿胶珠 12g，生龟板 15g，川断 15g，杜仲 9g，山药 9g，桑寄生 12g，远志 6g，4 剂。诸恙渐安，后遂足月分娩。

摘自：中医研究院西苑医院．钱伯煊妇科医案．北京：人民卫生出版社，1980：76.

案 4　焦树德胶艾汤案

一中年妇人，怀孕已 4 个月。近半月来不断出血，腰腹略感发坠，到妇产科检查，谓胎儿正常，经注射止血未效。诊其脉沉细滑数，舌苔略白厚微黄，为下元不足，阳精进入阴血，阴受阳扰，胎前多热，血热妄行，故发为胎漏，此属血虚夹胎热之证。治法滋养下元，固冲安胎，凉血止血。方用胶艾汤加减：桑寄生 30g，川断 30g，白术 6g，黄芩 12g，苏梗 12g，生地 30g，当归 10g，白芍 12g，艾叶 6g，阿胶 12g，黄柏炭 12g。共进 12 剂而安。

摘自：焦树德．焦树德临床经验辑要．北京：中国医药科技出版社，1998：410.

结　语

胎漏、胎动不安是妊娠常见病，都可见阴道出血，以其有无腰腹疼痛为其鉴别要点。本病涉及脏腑主要有肝、脾、肾，尤其是肾脏，病在冲任、气血。

病机是冲任不固，不能摄血养胎。若证属肝脾不和，湿热内停，迫血妄行，以当归芍药散加味治疗；若气血大伤，宜以大补气血、扶阳益气、引血归经为治，方用胶艾汤合四逆当归补血汤加味治之；若因血虚夹胎热所致胎漏、胎动不安，胶艾汤加减治之。

第十四章 滑 胎

堕胎、小产连续发生3次以上，称为滑胎；屡孕屡堕，亦称“数堕胎”。本病首见于《经效产宝》，其特点是应期而堕。

西医学的习惯性流产而非器质性病变引起者，可参照本病治疗。

本病因母体先天不充，或后天受损，以致女精不健；或父体先后天原因以致男精不壮；或因男女双方皆不足，或近亲婚配，影响胎元发育，不能成实。此外，因气血亏损，不能荫胎，或素体阴虚，因妊益虚，内热伤胎，以致屡孕屡堕。

案1 朱丹溪当归散案

一妇人三十余，或经住，或成形未具，其胎必堕。察其性急多怒，面黑气急，此相火太盛，不能生气化胎，反食气伤精故也。因令住经第二月，用黄芩、白术、当归、甘草。服至三月尽，止药，后生一子。

摘自：俞震．古今医案按．北京：北京科学技术出版社，2014：305.

案 2　夏先福附子粳米汤案

欧某，女，30 岁。

1989 年 4 月初诊：婚前月经正常，其后每孕 5~6 月无故流产，先后已流产 6 次，别无异常。刻诊：脉沉迟细而无力，舌淡苔白且腻。证属肾阳素弱，胎元不固，故立温阳固胎之法。处方：附片 30g（先煎），炙甘草 10g，大枣 10g，粳米 20g，菟丝子 20g，杜仲 30g，阿胶 20g（烊化，分次兑服），服 20 余剂，其后足月产一男婴。

摘自：夏先福．附子粳米汤妇科运用举隅．河南中医，1992（3）：119.

案 3　李兰航当归芍药散案

倪某，女，32 岁，农民。

怀孕三胎皆于 2~4 个月间流产。现停经 70 天，恶心呕吐，食欲不振，尿妊娠试验阳性。3 日前开始阴道出血，淋漓不断，伴有腹痛腰酸、少腹坠胀。因前 3 胎均用西药治疗未效，要求服中药保胎。视其面色萎黄，目睑轻度浮肿，舌苔薄白质淡胖，脉细。证属肝脾两亏，气虚失摄，血不养胎，胎元不固，治以当归芍药散化裁。处方：当归身、炒白芍、茯苓各 12g，川芎 5g，炙黄芪 15g，炒白术 10g，升麻 5g，阿胶 10g（烊化，冲），艾叶炭 5g。服药 3 剂，腰酸、腹痛均减，面消肿，阴道出血止，少腹坠胀亦减轻。胎系于肾，续予上方加川断、菟丝子各 12g，连服 7 剂，诸症消失，足月分娩一女。

摘自：李兰航．当归芍药散的临床应用．江苏中医杂志，1982（5）：36.

结　语

滑胎主要责之脾肾虚弱，气血亏损。因多次堕胎，脾肾重虚。治疗原则为虚则补之。若证属肾阳素弱，胎元不固，当立温阳固胎之法，方选附子粳米汤；若证由肝脾两亏，气虚失摄，血不养胎，胎元不固，治以当归芍药散化裁。

第十五章 半产漏下

妊娠日月未足，胎孕未全而产者，谓之半产。盖因娠妇冲任气虚，不能滋养于胎，胎气不固，或跌仆闪坠，致气血动损，或因热病温疟之类，皆令半产。仲景云："虚寒相搏，其脉为革，妇人则半产漏下是也。"又云："半产，俗称小产，或三四月，或五六月，皆为半产。以男女成形故也。"

赵锡武黄土汤案

赵某，女，婚后怀孕，患早期流产出血不止，索方求治。加味黄土汤，予以数剂而愈，后生一女。二孕又显流产先兆，又服前方数剂得保无恙，两女均甚健。处方：熟地黄、元肉、当归、黄芪、白术、附子、甘草、黄芩、鹿角胶、伏龙肝。以上10味，以水12杯，先煮伏龙肝取8杯去渣，再煎前8味2杯去渣，入鹿角胶，再上火，候胶化尽，分2次服。

摘自：中国中医研究院西苑医院．赵锡武医疗经验．北京：人民卫生出版社，1980：93.

结　语

半产漏下，证因脾肾虚寒，失于统摄而致流产出血，可用黄土汤治疗。黄土汤原方治疗虚寒便血，证异而治同。黄土温中止血；附子、白术温阳健脾摄血；地黄、阿胶滋阴养血止血；黄芩反佐，防温燥动血；甘草甘缓，补中调和诸药。

第十六章 胞衣不下

胞衣不下，亦称“息胞”。《诸病源候论·胞衣不出候》载：“有产儿下，若胞衣不落者，世谓息胞。”胞衣不下是产妇娩出胎儿半小时内，胞衣（胎盘）仍不能自动排出的病症，多由分娩后元气大虚而无力排出胞衣，或产时感受外寒而气血凝滞所致。大多伴有出血症状，应及时处理，以防出血过多而引起虚脱。

张谷才下瘀血汤案

石姓，女，37 岁。

产后 2 日，胞衣不下，腹中冷痛，形寒怕冷。脉象弦迟，舌淡苔白。一医认为瘀血内阻，用抵当汤破血泻衣，胞衣不下；一医认为气血亏虚，用八珍汤扶正下衣，少腹胀痛更重。殊不知病因乃客寒外侵，血凝瘀阻，单用破瘀或纯用扶正，都不能下其胞衣。因为寒凝瘀阻，非温阳寒不解，非下瘀胞不下。所以用四逆汤温阳祛寒，下瘀血汤活血化瘀。处方：大黄 10g，桃仁 10g，䗪虫 8g，附子 6g，干姜 3g，甘草 4g，艾叶 5g，1 日服 2 剂，胞衣即下，诸症消失。后用生化汤调理。

摘自：张谷才．从《金匮》方来谈瘀血的证治．辽宁中医杂志，1980（8）：1-3.

结　语

胞衣不下，原因众多。或元气亏虚，气虚无力推动；或寒凝气血瘀滞。治疗当辨证论治，虚者补而通之，实则泻而通之。四逆汤温之，下瘀血汤攻之。

第十七章 妇人奔豚气

奔豚，古病名，见于《灵枢》《难经》《金匮要略》等中医古籍，为五积之一，属肾之积。《金匮要略》称之为“奔豚气”。豚，即小猪。奔豚之病因，其一为肾脏寒气上冲，其二为肝脏气火上逆。临床特点为发作性下腹气上冲胸，直达咽喉，腹部绞痛，胸闷气急，头昏目眩，心悸易凉，烦躁不安，发作过后如常，或夹杂寒热往来，或吐脓症状。因其发作时胸腹如有小豚奔闯，故名。从证候表现看，类似于西医学的胃肠神经官能症（肠道积气和蠕动亢进或痉挛状态）及冠心病、心血管神经症等病症。

案1　孙志远桂枝加厚朴杏子汤案

项某，女，36岁。

1987年2月4日初诊：主诉少腹胀痛，气上冲胸，胸闷窒息，气息短促，一日发作数次。伴失眠，烦躁。素有此疾，常因情绪刺激诱发。舌偏暗，苔白腻，脉弦滑。证属肝郁心虚，冲气上逆。治宜养心柔肝降逆。桂枝、白芍、酸枣仁（研吞）各15g，制厚朴12g，大枣6枚，檀香（后下）6g，杏仁9g，炙甘草4.5g，生姜3片。3剂后，奔豚即止，夜寐转安，惟少腹胀满不舒。原方去檀香，加乌药4.5g，又3剂后告愈。

摘自：陈明，张印生．伤寒名医验案精选．北京：学苑出版社，1998：21-22.

案 2　岳美中桂枝加桂汤案

老友娄某的爱人，年 70。

患呕吐，腹痛 1 年余，于 1973 年 4 月 16 日远道来京就诊。询其病状，云腹痛时有发作，先呕吐，即于小腹结成瘕块而作痛，块渐大，痛亦渐剧，同时气从小腹上冲至心下，苦闷欲死。继而冲气渐降，痛渐减，块亦渐小，至痛止块消如常人。此中医之奔豚气。患者因其女暴亡，悲哀过度，情志经久不畅而得此症。予桂枝加桂汤：桂枝 15g，白芍 9g，炙甘草 6g，生姜 9g，大枣 4 枚。水煎服，每日 1 剂。共服上方 14 剂，奔豚气大为减轻，腹中作响，仍有 1 次呕吐。依原方加半夏 9g，茯苓 9g，以和胃蠲饮，嘱服 10 剂。时有心下微作冲痛，头亦痛，大便涩，左关脉弦，予理中汤加肉桂、吴茱萸，数剂而愈。

摘自：中国中医研究院．岳美中医案集．北京：人民卫生出版社，1978：49.

案 3　刘渡舟桂枝加桂汤案

崔某，女，50 岁。

其症颇奇，自觉有一股气流，先从腿内开始，沿阴股往上滚动，至小腹则胀，至心胸则心悸不稳，头出冷汗，胸中憋气，精神极度紧张，有濒死之恐怖感，稍呆一会，气往下行，症状随之减轻。每天发作 3~4 次，兼症腰酸，白带较多。患者面色青黄不泽，舌畔色嫩，苔白而润，脉弦细数无力。辨证：此病名“奔豚气”。气从内踝上冲（不从少腹）为仅见之症。凡犯上之气，必因上虚所致。今心阳虚而火不旺，肾之阴气得以上犯。夫阴来搏阳，虚阳被迫而与之争，故脉虽数而按则无力也。弦脉属阴，阴盛则上逆。舌质胖嫩，无非阳虚之象。阴来搏阳，凡阴气所过之处，心憋，心悸不安，亦勿怪其然。治当助心阳伐阴降冲。方药：桂枝五钱，白芍三钱，生姜三钱，炙甘草二钱，大枣七枚。另服黑锡丹二钱。共服5剂，其病不发而愈。

【原按】

桂枝与肉桂同出于一种樟科绿乔木桂树。树的干皮及根皮叫肉桂，干燥嫩枝即桂枝。两者虽同出一本，但其作用同中有异，二者都能温营血，散寒凝，辛开温通，振奋气血；但肉桂味厚，主下行而补肾火，以消下焦阴寒；桂枝气薄，主上行而发散，且能入心扶阳以助心阳。为什么二者皆能平冲？盖因冲气的病机是阳虚（心阳虚）阴盛（肾阴盛），阴寒之气乘虚而上犯。用桂枝以助心阳，用肉桂可散肾阴，助阳亦是抗阴，消阴亦是助阳，因此桂枝加桂汤无论是加桂枝或是加肉桂，皆能取得平冲的功效。

摘自：周凤梧．桂枝汤证治及其加减应用．山东中医学院学报，1977（1）：15-30.

案4 张德超桂枝龙骨牡蛎汤案

陈姓妇女，42岁。

因受惊后，始感头昏，头痛，夜眠不宁，继则感气从少腹上冲，如奔豚之状，上至心胸则惊恐不安，甚则汗出，发则几乎欲死，移时冲气渐平，精神亦渐复。苔白而润，脉沉弦。如是3年，时愈时发。证系心阳本虚，肾之阴气上逆。予本方重用桂枝加味。遂疏：桂枝15g，白芍10g，炙甘草5g，龙、牡各30g，紫石英15g，生姜4片，红枣7枚。服至20余剂，冲气渐平。后以甘麦大枣汤调理善后，竟收全功。

摘自：张德超．桂枝加龙骨牡蛎汤的临床应用．北京中医，1984（3）：34-35.

案 5　曹颖甫奔豚汤案

余尝治平姓妇，其人新产，会有仇家到门寻衅，毁物谩骂，恶声达户外，妇人惊怖。嗣是少腹即有一块，数日后，二块，时上时下，腹中剧痛不可忍，日暮即有寒热，予初投：炮姜、熟附、当归、川芎、白芍。2 剂稍愈，后投以奔豚汤，2 剂而消。惟李根白皮为药肆所无，其人于谢姓园中得之，竟得痊愈。

摘自：曹颖甫．金匮发微．北京：中国医药科技出版社，2014：65.

案 6　俞长荣奔豚汤案

张某，女，49 岁。

初诊：1977 年 10 月 20 日。主诉及病史：4 年来常感心悸、心慌，自觉有气由腹部上冲胸，胸闷喜捶，有时胸刺如裂。异常畏冷，虽夏秋亦需着重衣。口中觉麻，食欲不振，常嗳气泛酸。疲乏无力，动则短气，生活不能自理。性情急躁，睡眠不佳（长期服氯氮卓），焦虑忧郁不舒，偶头晕痛。大便或干或溏。月经已断 8 个月，近又来点滴。诊查：脉沉细弦，舌质暗淡，苔白腻微黄。辨证治法：此系奔豚气，治宜奔豚汤化裁。处方：钩藤 12g，葛根 10g，白芍 10g，半夏 10g，李根白皮 10g，当归 6g，黄芩 6g，木蝴蝶 6g，川芎 4.5g，白蔻花 3g，小麦 15g。

二诊：11 月 14 日。上方药服 9 剂，畏寒好转，夜睡较佳，但增肢节疼痛，疲乏无力，舌苔转为白厚，脉同前。仍继前法进退。处方：山药 15g，李根白皮 10g，葛根 10g，当归 10g，白芍 10g，半夏 10g，麦芽 10g，黄芩 6g，川芎 4. 5g，吴茱萸 4. 5g。

三诊：11 月 19 日。药后诸症续见减轻，上方去吴茱萸、麦芽，加枣仁 10g，远志 4. 5g。

四诊：12 月 22 日。上方药共服 20 剂，怕冷解除，无明显不适，体力恢复。初能自己料理生活，后能做些轻微家务劳动，患者心情愉快。遂以滋肾养肝法，予六味地黄汤合甘麦大枣汤加钩藤、白芍以巩固疗效。

摘自：董建华．中国现代名中医医案精粹．北京：人民卫生出版社，2010：12.

案 7　胡希恕苓桂枣甘汤案

张某，女，65 岁。

1965 年 12 月 13 日初诊：多年失眠，久治不愈。近头晕心悸，脐左跳动，有时感气往上冲，冲则心烦，汗出，口干不思饮，苔白，脉缓。此属寒饮上扰心神，治以温化降逆，佐以安神，予苓桂枣甘汤加味。茯苓 24g，桂枝 12g，大枣 5g，炙甘草 6g，酸枣仁 15g，远志 6g。服 3 剂，睡眠稍安，头晕、心烦、气上冲感亦减。前方加生龙、牡各 15g，续服 6 剂，诸症若失。

【原按】

凡病见脐下动悸、水气上冲者，皆宜本方加减。

摘自：冯世纶．经方传真．北京：中国中医药出版社，1994：60.

案 8　何任桂枝加桂汤案

韩某，女，43 岁，陕西省府谷县人。

1979 年 12 月初诊：患阵发性室上性心动过速 20 余年，近来发作频繁，日 2~3 次。发作时自觉气从少腹上冲至胸，心悸，眩晕，汗出，不能自主，约经半小时至 1 小时自可缓解。故特从陕西来京诊治。以其脉缓，舌苔薄润，知患者内有水寒之气。故初诊投以苓桂术甘汤合二陈汤，复诊投真武汤，虽俱有小效，但并不显著。三诊时抓住其发作时自觉有气从少腹上冲至胸、心悸这两大主症，认为病属奔豚，乃肾中水寒之气向上冲逆，水气凌心。遂投桂枝加桂汤，并投大量茯苓以伐肾邪。方用：桂枝15g，炒白芍9g，炙甘草6g，生姜9g，大枣4枚，茯苓24g。服此方后奔豚气即不再发作，心悸亦大为好转。共服此方12剂，患者愉快地前来告别，离京返陕北。

摘自：何任等．金匮方百家医案评议．杭州：浙江科学技术出版社，1991：126.

案9　华文卿桂枝加桂汤案

一妇人，年过四十。自觉一股气流从两腿内侧沿阴股上行，于少腹而胀痛，至心下则悸而不安，甚则头出冷汗，胸中憋气。稍时，其气返往下行，症状随之减轻。日二三发，兼见肢体繁重，恶寒发热，白带增多，面色不泽，舌质胖嫩，苔白而润，脉弦。病经余月，多次就医无效。师诊为“奔豚气”，谓：凡上犯之气，必因于上虚所致，以心阳虚而火不旺，肾之阴气待时以上犯，系阴来搏阳。凡阴气所过之处，则发胀痛、憋气、心悸不安。遂用桂枝加桂汤，温通心阳。平冲降逆，三剂而愈。

摘自：陕西省中医药学会，陕西省中医药研究院．陕西省名老中医经验荟萃·华文卿医案．西安：陕西科学技术出版社，1991：89.

案10　余无言桂枝加桂汤案

赵姓妇，40岁。

产后3日，体虚受寒，始则阵阵腹痛，继而气由少腹上冲，群医以为恶露未净，多用行瘀散气之品，不效，其痛亦甚，发则其气暴起，由脐下直上冲心，粗如小臂，硬如木棒，病者则咬牙闭目，气息俱停，手足发冷，如此约4~5分钟，腹中积气四散，气息复旧，精神渐安。1日夜中要发7~8次、10余次不等，病已1星期之久，始延余诊。余诊为奔豚，因欲试验桂枝加桂一法，乃用桂枝18g，芍药12g，他药准此比例，予服2剂，不效。而病者则痛更加剧，体更惫甚，米饮且亦不进。乃将桂枝减为12g，与芍药等量，加顶上肉桂1.5g，嘱令将肉桂另行炖冲与服。1服之后，其痛大减，脘腹之积气四散，时时嗳气，或行浊气。继2剂，其病若失。

摘自：余无言．金匮要略新义．杭州：新医书局，1952：134.

案11　盛循卿桂枝加桂汤案

徐某，女，25岁。

初诊：1972年5月14日。主诉及病史：产后2个月，因惊恐而起，心悸不宁，先有呕吐，继则腹痛，发时自觉有块从少腹上冲至胸，苦闷甚剧，发后痛止块消。延来2个月，经治未效。诊查：精神微弱，夜寐惊恐，畏寒肢冷，脉象细弦，舌苔白腻。辨证：病属奔豚。治法：治拟桂枝加桂汤，助阳散寒平冲。处方：桂枝9g，白芍4.5g，炙甘草4.5g，柴胡4.5g，生姜2片，郁金9g，红枣3枚。

二诊：前方药连进2剂，冲气已减，饮食略思，神色转佳。仍守原意，再进3剂而愈。

摘自：董建华．中国现代名中医医案精粹．北京：人民卫生出版社，2010：240.

结　语

奔豚气证属肝气郁结，化热上冲，伴有胸胁胀满、呃逆呕吐等症状，多用奔豚汤。李根白皮、黄芩、川芎疏肝平冲，清解肝经郁热；当归、白芍养血调肝；干姜、白术、党参、甘草温中健脾；葛根、半夏和胃降逆。

若奔豚气证属心阳虚，肾中寒气上逆，桂枝加桂汤可平冲降逆。方中桂枝温通阳气，芍药缓急止痛，肉桂助命门之火，生姜辛温，甘草、大枣甘温，共奏温中补虚、散寒止痛之功。苓桂枣甘汤具有通阳降逆、培土制水的功用，临床用于治疗汗后阳虚、水饮内动之饮逆奔豚。若患者兼见睡眠不足，可加用龙骨、牡蛎潜阳安神。

第十八章 崩　漏

崩漏是指妇女非周期性子宫出血，其发病急骤，暴下如注。大量出血者为“崩”；病势缓，出血量少，淋漓不绝者为“漏”。崩与漏虽出血情况不同，但在发病过程中两者常互相转化，如崩血量渐少，可能转化为漏，漏势发展又可能变为崩，故临床多以“崩漏”并称，多见于青春期和更年期女性。

本病的发病机制主要是冲任损伤，不能制约经血，故经血从胞宫非时妄行。常见病因有血热、肾虚、脾虚、血瘀等。可突然发作，亦可由月经失调发展而来。

案 1　刘渡舟胶艾汤案

于某某，女，40 岁。

1993 年 11 月 29 日初诊：素来月经量多，近月余淋漓不断，某医院诊为“功能性子宫出血”。经色鲜红，质稀，头晕乏力，腰酸腿沉，口渴，口苦，便干。舌体肥大，舌边有齿痕，苔白，脉沉按之无力。《经》云：冲为血海，任主胞胎。今冲任不固，阴血不能内守，而成漏经。方用胶艾汤加味。阿胶珠 12g，艾叶炭 10g，川芎 10g，当归 15g，白芍 15g，生地 20g，麦冬 20g，太子参 18g，炙甘草 10g。服 7 剂而血量大减，仍口苦，腰酸，大便2日一行。于上方中加火麻仁12g。又服7剂，诸症皆安。

摘自：陈明等．刘渡舟临证验案精选．北京：学苑出版社，1996：164-165.

案2　刘渡舟附子汤案

谢某，女，38岁。

产后下血不止，继之四肢厥逆，头上凉汗出，面如白纸，心神恍惚，两目恍恍视物不清，脉似有似无，舌唇色淡。此乃脾肾气衰，不能摄血给阴，而为崩漏之症。乃急用热醋熏鼻，以敛神气。继用：红参30g，炮附子20g，白术10g，茯苓10g，白芍6g，龙骨15g，牡蛎15g。服1剂而汗止厥回，又1剂血止神安，转方用双和饮加减而痊。

【原按】

附子汤治疗少阴病，得之一二日，不发热而背部恶寒。背为阳之府，恶寒反映了阳气大虚；此证病发于阴，寒邪入里，阳虚而阴盛，故"口中和"；阳虚不温四肢，故手足发凉；阳虚寒盛，寒邪不化，故见身痛，骨节疼痛。附子汤由炮附子、茯苓、人参、白术、芍药组成，方用附子温肾以扶阳气，人参补脾以培脏真；茯苓、白术既可协附子以驱寒湿，又可佐人参以补脾气；芍药和血敛阴，既可去痛，又减附子之悍。此方脾肾双补，扶阳消阴，为固本祛邪的代表方。

摘自：陈明等．刘渡舟临证验案精选．北京：学苑出版社，1996：164-165.

案3　张琪桃核承气汤案

（1）曾治一少女崩漏。久治不愈，阴道出血绵绵不止，服清热、止血之剂，皆罔效。触其少腹拒按而痛，脉沉弦有力，手足灼热，舌紫无苔。予本方，大黄改为炒炭；去芒硝，加牡丹皮、棕炭。服药3剂，初服下血较多，病人母亲畏惧，来院向余询问，其色紫暗有块，此瘀血下行之吉兆。嘱继服药。又服3剂，血大减，连续调服而愈。

（2）史某，女，32岁，工人。1983年9月16日初诊：因家庭不和，经常与其爱人口角。抑郁寡欢，月经逐渐减少，后致闭经1年余，初烦躁易怒，继而狂躁外奔，不避亲疏。入某专科医院，服用氯丙嗪无显效。来我院门诊求治，余诊其脉沉弦有力，舌紫暗。辨证为实热与瘀血闭阻于胞宫。不下其瘀血，则精神难复常，因予桃核承气汤加味。桃仁30g，大黄20g，桂枝15g，丹皮20g，玄明粉15g，赤芍15g，甘草15g。

10月4日复诊：连用上方10剂，每日大便1~2次，精神渐安，但月经未潮，少腹仍拒按，上方去玄明粉，加生水蛭10g。

10月18日复诊：继服上方10剂，月经于本月15日来潮，经量较多，有紫瘀块状，精神大好，继以养血活血之剂调治而愈。

【原按】

每遇妇女经闭或经少不畅，多出现头痛、眩晕、耳鸣、不眠、动悸、手足灼热之症状，重则烦躁不宁，少腹硬满拒按，苔黄、舌质紫或有瘀，面色潮红或紫暗不泽，脉见沉弦或结，多得之于暴怒或情志不遂，气滞血凝，冲任失调，证属血瘀化热，扰于神明。治疗必须泻热活血逐瘀，张仲景之桃核承气汤为治疗此证之有效方剂。方中共五味药，即大黄、桃仁、桂枝、甘草、芒硝。以桃仁为主药，活血润燥祛瘀；大黄清热泻下，又能攻逐瘀血；桂枝温通血脉，以散蓄血；芒硝软坚；甘草和胃缓中，调和诸药。笔者在临证中对上述证候常用此方，服药数剂后，热清瘀血下而诸症除。轻者数剂，重者则须多服，始能收功。所下之血皆紫瘀成块，为血因热结之兆，用后如见腹泻可去芒硝，大黄则酌情减量。本方除对狂躁诸症外，亦治瘀血夹热上冲之头痛、眩晕、目赤升火诸症；同时亦可用于月经先期作痛、经闭不行、产后恶露不下、少腹坚痛等瘀血内停诸症。本方不仅破瘀血，亦能止血，治妇女漏下属瘀血内停者，莫不随手奏效。崩漏下血，属瘀血内停者并非罕见，审其系血瘀夹热者，应用本方具有卓效。

摘自：张琪．仲景方在妇科领域之探讨．黑龙江中医药，1986（5）：1-4.

案4 裘笑梅胶艾汤案

韩某，17岁，学生。

1965年4月14日初诊：初潮月经1964年2月，既往经量尚属正常，末次月经4月6日，未净。由于经转时跋涉劳累过度，经量暴崩不止。腹痛喜按。就诊时面色㿠白，眩晕心悸，似欲昏厥，检查血红蛋白仅3.5g/L。脉虚大带芤，舌质淡红，苔薄。证属气血两亏。方用参芪胶艾汤补气摄血，以防失血过多。气血涣散，病已入险，急则塞流。党参15g，炙黄芪30g，阿胶珠12g，陈艾叶1.2g，仙鹤草30g，陈棕炭15g，地榆炭15g，煅牡蛎30g，煅龙骨12g，三七末3丸（吞），3剂。

二诊：药后经量明显减少，腹痛以除，眩晕、心悸尚存，脉象较缓、乏力，颜面略有起色。由于失血过多，气阴俱伤。再从前方加入香附炭4.5g，5剂。

三诊：月经已净，尚有淡黄色分泌物，心悸不寐，面色略转华泽。脉细濡，苔薄白。再从前方去陈棕、地榆，加入远志4.5g，茯神12g，大枣24g，10剂。

四诊：月经已净，分泌物已清，夜寐亦安，纳食不馨。脉细弱，苔薄白。复查血红蛋白已上升至9g/L。前方去阿胶、黄芪、艾叶，加入谷芽12g，扁豆12g。

【原按】

患者劳累过度，冲任受损，经来若崩，乃致气血俱伤，势将阴阳离决，几成虚厥。急投参、芪、胶、艾，倍用芪量，旨在两调气血以防下陷。药后病势显著好转，继服原方增删，药到病除，效果显著。

摘自：浙江省中医院．裘笑梅妇科临床经验选．杭州：浙江科学技术出版社，1982：8.

案5　岳美中温经汤案

周某，女，51岁，河北省滦县人。

1960年5月7日初诊：患者已停经3年，于半年前偶见漏下，未予治疗。1个月后，病情加重，经水淋漓不断，经色浅，夹有血块，时见少腹疼痛。经唐山市医院诊为“功能性子宫出血”，注射止血针，服用止血药，虽止血数日，但少腹胀满时痛，且停药后复漏下不止。又服中药数10剂，亦罔效，身体日渐消瘦，遂来京诊治。诊见面色㿠白，五心烦热，午后潮热，口干咽燥，大便秘结。7年前曾小产1次，舌质淡红，苔薄白，脉细涩。证属冲任虚损，瘀血内停。治以温补冲任，养血祛瘀，投以温经汤。吴茱萸9g，当归9g，川芎6g，白芍12g，阿胶9g（烊化），丹皮6g，半夏6g，生姜6g，炙甘草6g，麦冬9g。服药7剂，漏下及午后潮热减轻，继服上方，随症稍有加减。服药20剂后，漏下忽见加重，夹有黑紫血块，血色深浅不一，腹满时轻时重，病家甚感忧虑。岳老诊其脉象转为沉缓，五心烦热、口干咽燥等症大为减轻，即告病家，脉症均有好转，下血忽见增多，乃为佳兆，系服药之后，体质增强，正气渐充而带血行之故。此瘀血不去，则新血不生，病亦难愈。并嘱继服原方6剂，隔日1剂。药后连续下血块5日，之后下血渐少，血块已无，腹胀痛基本消失。又服原方5剂，隔日服。药后下血停止，惟尚有便秘，但亦较前好转，以麻仁润肠丸调理2周而愈。追访10年，未见复发。

【原按】

妇人年届五旬，冲任虚损，天癸将竭。该患者经断3年复漏血不止，是因曾经小产，内有瘀血，冲任虚损所致。长期下血不止则耗伤津液，津失濡养，故见口干咽燥、大便秘结等症。阴血耗损，不能藏阳，故见午后潮热等症。此气血虚弱，内有瘀血，非破瘀消癥药物所宜。若用固涩止血之药，则使瘀血内停，亦为不可。当缓消其症，以温药治之，是以血得温则行也。服温经汤数剂之后，下血加剧，但是岳老洞察全貌，明辨病情，指出此乃正气驱邪外出之佳兆，消除病家疑惧心理，守方继服，经治2月余，终获痊愈。

摘自：王明五，岳沛芬．岳美中验案选录．北京中医，1985（1）：7.

案6　吴国栋温经汤案

陈某，女，45岁。

1969年4月12日初诊：患者崩漏缠绵一载余，汛期提前，经期延长，量多如冲，色紫夹块，近半年来尤甚，屡医罔效，乃来求治。症见面色苍白，头晕体倦，胃纳减少，少腹满按之不痛，舌淡红不鲜，苔薄白，脉细软。此属冲任虚寒，血虚夹瘀，以温经汤治之。处方：吴茱萸6g，当归4g，川芎4g，白芍4g，红参4g（调冲），丹皮4g，麦冬6g，法夏9g，桂枝4g，炙甘草4g，阿胶9g（烊化），生姜3片，服2剂。药后经血大减，效不更方。越3日，血止，余症亦减，遂以归脾丸调理而愈。

摘自：曹云霖．吴国栋老中医运用经方治疗崩漏的经验．广西中医药，1983（5）：1-2.

案7　吴国栋桂枝茯苓丸案

黄某，女，40岁。

1979年5月16日初诊：生育4胎。因行人工流产术而月经失常，周期或长或短，经期延长，经色不正。妇检诊断为子宫内膜异位症、宫颈炎。本届经行半月，淋漓不断，日来量又增多，色紫红夹块，少腹疼痛。

诊得脉细涩，舌红苔薄白，舌下静脉青紫。脉证合参，此属瘀热下滞、内阻胞宫之故，遂用桂枝茯苓丸加味治之。处方：桂枝 6g，茯苓 6g，赤芍 6g，桃仁 6g，丹皮 6g，炙大黄 9g，川芎 6g，升麻 4g，皂角刺 9g，血竭 3g，服 3 剂。药后血止，仍以前方加减出入，以善其后。

【原按】

辨证立方，不拘病名。吴老认为用仲景方，虽有定法可循，尤有活法可寻，一如抵当汤既治太阳蓄血，亦治阳明蓄血；猪苓汤既治少阴下利，亦治阳明小便不利等。灵活运用，尽辨证立方之妙。举一反三，只要仲景方与崩漏症相熨帖则可用之，不必在病候名目上苦寻枝叶。吴老经验：若舌苔黄者，加蒲公英；血多，加炙大黄、炮姜；血中夹块、少腹疼痛拒按，加血竭、皂角刺、川芎。笔者临床体会，血竭配炙大黄，化中有止，攻中有守，治瘀热内阻之崩漏，其效确实显著。

摘自：曹云霖．吴国栋老中医运用经方治疗崩漏的经验．广西中医药，1983（5）：1-2.

案 8 吴国栋桂枝加附子汤案

余某，女，38 岁。

1975 年 4 月 20 日初诊：病初阴道出血如注，色鲜红，继则淋漓不断，缠绵 3 月余，选用中西药物治疗鲜效。症见面色苍白，头晕畏寒，四肢不温，纳呆倦怠，少腹喜按，血色淡而不鲜，舌淡，脉来细软。乃用圣愈汤加阿胶、炮姜，连服 4 剂。复诊时病未好转，反形寒甚而穿厚衣，更加精神萎靡懒言。因思一派气血虚亏之象，用益气养血法为何罔效。余忆《经》有“阳气者，精则养神，柔则养筋”之明训，知为营卫失调，阳不足以温煦使然，遂用桂枝加附子汤为治。处方：桂枝 6g，白芍 6g，炙甘草 4g，红枣 5 枚，生姜 3 片，附片 8g。服药后漏止，神佳身温，食纳转馨，惟舌脉如前，病虽见愈，但未稳定，乃以前方加红糖，连服数剂，以竟全功。

【原按】

细察病机，灵活用方。吴老对柯琴“六经之为病，不是六经之伤寒，乃是六经分司诸病之提纲，非专为伤寒一症立法”之说，颇为赞赏。认为病候多端，不可数计。据病候立法定方是言其常，于证中察病机识病情是言其变，医者不可胶柱鼓瑟，执死方以治活病。临床上崩漏病证虽与仲景所论方证有异，但只要病机相合，即可投之。

摘自：曹云霖．吴国栋老中医运用经方治疗崩漏的经验．广西中医药，1983（5）：1-2.

案 9　吴国栋甘麦大枣汤案

李某，女，52 岁。

1975 年 12 月 6 日初诊：患者因 2 年前丧夫，悲伤忧郁，神情恍惚，心悸不安。入冬以来，月事失常，淋漓 2 个月未断，经色不鲜，纳呆，大便干结。诊得舌红苔薄，脉细软。此乃情志抑郁，阴液暗耗，治宜甘麦大枣汤加味。处方：甘草 9g，小麦 30g，红枣 6 枚，酸枣仁 10g，五味子 4g，龙骨 15g，牡蛎 15g。上药连服 3 剂后漏止，仍以前方连进数剂，诸症均愈。

【原按】

注重脏腑，从心论治。仲景十分重视脏腑的病理变化，并据此指导辨证治疗。如“见肝之病，知肝传脾”，以论脏腑的病理传变。吴老宗仲景法，治疗崩漏注重脏腑的功能失调，讲究从心论治，其效甚著。以本案言，何以用平和之剂，能奏效如此迅速？盖此证缘由丧夫情志抑郁、心阴亏耗而发病。《素问·五脏生成》载：“诸血者，皆属于心。”《素问·评热病论》载："胞脉者，属心而络于胞中。"故从心论治，用甘麦大枣汤加味以养心安神。夫心得养而血脉自调，其治对证，效亦必然。

摘自：曹云霖．吴国栋老中医运用经方治疗崩漏的经验．广西中医药，1983（5）：1-2.

案10 姚寓晨黄连阿胶汤案

瞿某，女，28岁。

1985年7月20日初诊：患者素体阴亏性急，近来更遇烦劳，阴道突然下血，量多，血色深红质黏无血块，口干心烦，夜寐不宁，口舌生疮，舌暗红、苔薄黄，脉细数。妇科检查未见炎症，B超未见子宫肌瘤，基础体温为单相，拟诊为功能失调性子宫出血（无排卵），曾给予安络血、抗血纤溶芳酸治疗，均未见效，要求服中药治疗。苔脉如前，末次月经日期1985年6月27日。中医辨证责之阴虚营热，迫血妄行。拟予育阴宁心，和血清络，黄连阿胶汤主之。处方：川黄连3g，阿胶（烊冲）、炒白芍各10g，炒黄芩6g，鸡子黄2枚（冲入药汁内）。连服3剂后，出血止，惟仍感心悸头晕，腰脊痿弱，舌偏红、苔薄，嘱用二至丸和六味地黄丸交替服用2月，诸症均告消失，次年怀孕并顺产一子。

【原按】

《内经》云："阴虚阳搏谓之崩。"本例患者素体阴亏，更因烦劳过度，心、肝二火煽动致月水错经妄行。针对舌暗红、脉细数、心烦等阴虚火旺的症状，用黄连阿胶汤，滋阴清热，交通心肾，则冲任得固，暴崩得止。

摘自：姚石安．姚寓晨女科证治选粹．南京：南京出版社，1992：12.

案11　赖良蒲桂枝茯苓丸案

邓某，48岁，女，萍乡人。

症状：经血暴下，势不可止，色呈紫黑，腥臭难闻，小腹闷痛，脉弦有力，舌青苔黄。诊断：瘀积日久，陡然暴崩。疗法：因势利导，通因通用，议以桂枝茯苓丸合失笑散加味治之。桂枝3g，茯苓9g，桃仁3g，丹皮6g，赤芍7.5g，炒蒲黄3g，炒五灵脂6g，生鹿角片9g，水煎服。3剂腹不痛，出血减，再予加味四物汤调理善后，5剂而痊。当归9g，赤芍6g，川芎4.5g，小蓟炭6g，蒲黄炭4.5g，炒香附6g，炒棉花籽6g，生地黄12g，水煎服。

摘自：赖良蒲．蒲园医案．南昌：江西人民出版社，1965：212.

案12　陈伯涛温经汤案

张某，女，52岁，工人。

1974年8月3日初诊：年属五二，月事未绝，周期素不规则，且经行过多，奇经早已暗损。现经行10日未净，腰腹疼痛，纳少，心悸动，易惊悸不安，易自汗出，虚故也。脉濡，舌苔淡黄，更年期月经不调，八脉内虚，虚中夹实之候。温经汤主之。炮吴茱萸4g，全当归9g，炒白芍9g，大川芎4.5g，潞党参12g，清阿胶9g，粉丹皮6g，麦冬9g，半夏9g，生姜3g，炙甘草4.5g，桂枝2.5g，5剂。经行即净，诸恙霍然。

【原按】

方中吴茱萸、生姜、桂枝温通血脉；当归、川芎、牡丹皮养血调经，活血祛瘀；阿胶、芍药、麦冬滋阴清热，养血润燥；人参、甘草、半夏、生姜调补脾胃，助生化之源。诸药合用，温补冲任，养血行瘀，滋阴清热。本方还用于治疗妇人少腹寒冷、久不受胎、月经过多或至期不来，其病虽不同，但病机均为冲任虚寒夹有瘀血。温经汤温经活血，是妇科调经的祖方，经少能通，经多能止，子宫虚寒者能孕。故临床上，凡冲任虚寒而兼有瘀血阻滞的病证，皆可随症加减用之。

摘自：陈伯涛．温经汤临床应用体会．辽宁中医，1980（9）：23.

案 13　陈修园胶姜汤案

道光四年，宋公之三媳，产后三月余，夜半腹痛发热，经血暴下鲜红，次下黑块，继有血水，崩下不止，约有三四盆许，不省人事，牙关紧闭，挽余诊之，时将五鼓矣。其脉似有似无，身冷面青，气微肢厥。余曰：血脱当益阳气，用四逆汤加赤石脂一两，煎汤灌之，不瘥。又用阿胶、艾叶各四钱，亦不瘥。沉思良久，方悟前方用干姜守而不走，不能导血归经也，乃用生姜一两，阿胶五钱，大枣四枚，服半时许，腹中微响，四肢头面有微汗，身渐温，须臾苏醒。自道身中疼痛，余令先予米汤一杯，又进前方，血崩立止，脉复厥回。大约胶姜汤，即生姜、阿胶二味也。

【原按】

盖阿胶养血平肝，祛瘀生新，生姜散寒升气，亦陷者举之，郁者散之，伤者补之育之之义也。胶艾汤亦用于治疗“妇人有漏下者”。

摘自：陈修园．金匮方歌括．上海：上海科学技术出版社，1963：131.

案 14　胡希恕小柴胡汤案

赵某，女，22 岁，学生。

1966 年 4 月 5 日初诊：2 年来月经淋漓不断。16 岁月经来潮，前 3 个月不规律，但半年后大致正常。缘于年前撤暖气时，过于劳累而感冒，适月经正行，没想到感冒愈后，月经淋漓，至今不止。曾到妇科多次检查，未查清病因，服用止血药毫无收效。又找中医治疗，服汤剂、丸剂等，症有增无减。托亲友介绍找胡老诊治。近来症状：月经淋漓不断，色淡红，有时见小血块，时有腹隐隐作痛，常乏力，头痛，口干，纳差，或心烦，手足心热，舌苔薄白，舌质淡红，脉沉细。胡老予小柴胡汤合当归芍药散加生地艾叶：柴胡四钱，党参三钱，黄芩三钱，半夏四前，生姜三钱，大枣四枚，当归三钱，川芎二钱，炙甘草二钱，茯苓三钱，苍术三钱，泽泻三钱，生地五钱，艾叶三钱。上服药10剂血止，嘱继服原方巩固疗效。3个月后其同学告之月经正常。

【原按】

本例辨证用方实耐人寻味。一般而论，长期月经淋漓不断，当首先考虑血虚血瘀，脾不统血，肝不藏血，肾不摄血，气衰血脱等。本例何以用小柴胡汤？复习一下胡老对小柴胡汤的论述，可冀拨云见日。《伤寒论》第101条曰："伤寒中风，有柴胡证，但见一证便是，不必悉具。"胡老在注解此条时写道："外感初传少阳，柴胡证往往四症不备，医者不知用小柴胡汤，因使风寒小病久久不愈，此例甚多，宜注意。"又《金匮要略·妇人产后病》载："附方一：《千金》三物黄芩汤治妇人草褥自发露得风，四肢苦烦热，头不痛但烦者，此汤主之。"对此胡老注解谓："产后中风，由于失治使病久不解，因致烦热，若兼见头痛者，予小柴胡汤即解。"可见胡老对小柴胡汤的方证深深理解，一看本例症状就能判定为小柴胡汤合当归芍药散证，故服之很快起沉疴。由此可体会到，胡老所提出的"辨方证是六经八纲辨证的继续，亦即辨证的尖端"之观点是其一生医学实践总结，是科学的论断。

摘自：王晓光．当代名医经方验案赏析．北京：人民军医出版社，2006.

案15　李春华四逆散、桂枝茯苓丸案

患者，43岁，已婚。

1997年9月9日住院。阴道流血70余日。月经15岁初潮，产后放环。自1993年起月经先后不定期，经期延长，每次约10日，未治。此次流血期间用过黄体酮23日，取环并2次清宫，静脉注射抗生素等，流血减少但未止，色鲜红夹瘀块，伴少腹隐痛，口干口苦，烦躁易怒。B超提示：子宫肌瘤。宫内物病理检查示：流血期宫内膜呈分泌期改变，间质蜕膜样变。舌质红苔黄腻有裂纹，脉沉细。中医诊断：崩漏；癥瘕。首治以疏肝清热，凉血止血，方用四逆散合失笑散加味。处方：柴胡、枳壳各10g，蒲黄、五灵脂、益母草、续断各15g，旱莲草、仙鹤草、夏枯草、白茅根、黄芪、败酱草、乌贼骨、桑寄生、苎麻根各30g。水煎服，每日1剂。服药7剂，阴道流血止，继而投疏肝理气、活血化瘀之品，于前二方合桂枝茯苓丸加减化裁。处方：柴胡、枳壳各10g，蒲黄、五灵脂、桂枝、赤芍、牡丹皮、白芥子、昆布、海藻、三棱、莪术各15g，茯苓、黄芪各30g。服法同前，依月经周期反复调治3个月而愈。后经随访，月经恢复正常。

【原按】

李氏认为量多崩漏多因热、虚、瘀，而肝郁又贯穿始终。其主要病机是体内气机升降失调，拟定基本方。对于妇女因服用避孕药或放环后出现的阴道不规则流血这一现象，认为其病因病机主要是冲任受损，继而采用调补肝肾法。方用四逆散加续断、桑寄生，流血过多加人参、黄芪、失笑散。方中不避人参与五灵脂相畏而合用之，乃人参得五灵脂补而不滞，五灵脂得人参则祛邪而不伤正，其益气摄血止崩效宏力强。

摘自：闫继兰．李春华治疗崩漏特色．四川中医，1998（7）：6-7.

案16　王云铭大黄牡丹汤案

李某，40岁，工人。

2000年12月1日初诊：自述半年前开始经量增多，平时白带多夹血块，质稠，气臭秽。诊时月经已持续23日未净，量多、色紫黑有块。近3日来身热恶寒，面赤烦躁，胁肋胀痛，小腹疼痛拒按，阴道发热，溲黄便干。苔黄厚，脉弦数。B超提示：子宫肌间质炎合并宫腔积血。证系湿热瘀毒所致崩漏。治宜清热解毒，活血止痛。方用大黄牡丹汤加减：大黄15g，牡丹皮、赤芍、连翘、没药、青皮各9g，桃仁、黄柏、延胡索各12g，金银花、蒲公英、生地榆各30g，陈皮3g。水煎服，每日1剂。6剂后诸症减轻，恶寒罢，热势退，小腹微痛，无拒按，阴道流血减少，仍心中烦热，胁肋胀痛，舌质红苔薄黄，脉弦数。继以育阴清热，凉血止血治之。药用：生地黄、白芍各24g，黄芩、黄柏、牡丹皮、柴胡各9g，地榆炭、旱莲草各30g，槐花、龟甲、青蒿各15g。中午加服三七粉2g。6日后阴道流血止，腹痛消失，白带正常。遂以知柏地黄丸善其后。

【原按】

本案为湿热型崩漏。湿热是崩漏常见的病因，妇女在经行、产后、手术时，御邪功能受损，病邪乘虚侵袭。湿热亦可由体内自生，如劳倦、饮食不节，脾失健运，可致湿浊下注，蕴而化热；或由房劳暗伤肝肾，相火煎熬而成。湿热蕴蓄胞宫，伤及气分则为带下，灼伤血络则为崩漏。西医学中的子宫内膜炎、宫颈炎、阴道炎等炎性病变所引起的阴道出血，大都属此范畴。故先用大黄牡丹汤加味以清热解毒，活血祛瘀止痛。待病情减轻，改用育阴清热、凉血止血、行气止痛之剂，在育阴之中行止崩之法，令热去阴复，肝气得疏，疏泄功能正常，血海宁静，其病遂愈。

摘自：王云铭．崩漏230例辨治与体会．山东医药，1979（4）：8-11.

案17　宋孝志温经汤案

杨某，女，49岁。

1993年9月17日初诊：33岁时，因子宫肌瘤致子宫大出血，行子宫次全切除术，此后月经终止。半年前复见阴道不规则出血，量少淋漓。西医检查：除妇科占位性病变，诊断为“绝经期功能失调性子宫出血”。曾用中西药无明显效果。询知术前曾经半产，目前血色暗红，伴小腹冷痛，脘腹轻胀，嗳气食少，且唇咽干而不欲饮，头晕且沉，手足心热，心烦烘热，二便自调。舌质淡暗、苔薄白，脉象弦细。辨证为年近七七，太冲脉少，虚中夹瘀，冲气上逆。法宗温经汤方：麦冬24g，清半夏12g，当归、白芍、牡丹皮、阿胶、吴茱萸、川芎各9g，桂枝6g，炙甘草3g，炮姜炭2g，西红花0.5g。5剂，每日1剂，水煎服。

二诊：2剂药后，下血即止，诸症减轻，目前已无不适。惟近半年来夜寐不实，有时心悸、疲乏或腰酸。舌质偏淡、苔薄白，脉沉细。此为心脾两虚、肾阴不足之证。宋氏处以成药：晨服人参归脾丸1丸，晚服六味地黄丸1丸，嘱服1个月以善后。此后随访未再复发。

【原按】

温经汤原治妇人年五十所，病下利数十日不止，其法方释义，前贤论述详备。宋氏以原条文为出发点，这对妇人年五十所、七七太冲脉衰少这一特点，仔细分析了原方各药的用量与配伍，并经临床反复验证，发现唇干口燥、手掌烦热与暮即发热三症由麦冬、半夏所主，而且麦冬用量一定要大，才能缓解绝经期烘热、烦热症状。由此推断，本方证除了因虚、积冷与瘀血在少腹不去之病机，对结气尤其冲之气上逆这一病机应予重视，才能把握仲景原旨。临证中，宋氏以妇人年五十所、下利数十日不止为主症。只要妇人绝经期见下利不止均用本方，其他年龄组则很少使用。处方时，因虚、冷、瘀、结气之多寡，可适当调整方药用量，但药味很少变动，而且麦冬总为24~30g，遵仲景所以血不止者，其证不去故也，当下其证之遗训，方中加桃仁3g或西红花0.5g，仿桂枝茯苓丸意，以除瘀血在少腹不去；若下血日久、量多或为泄泻者，去原方生姜之表散，易以炮姜炭2~3g以温涩止利；鼻衄者，加焦山栀以清降止血。一般服用3~5剂，即可收功。

摘自：宋孝志．治尿漏症1则．中医杂志，1984（2）：12.

案18　龚去非理中汤案

刘某，女，45岁。

近1年月经不规则，经期延长，月经来潮后，仍坚持下地劳作。劳累过度，午后阴道大出血不止，血量约1000ml，伴下肢疼痛，阵发性加剧，心慌难支，面色苍白，神智清楚，语音低微，手足发冷，腰痛喜按，舌质淡，脉细弱，有续发虚脱之危。急予香附丸吞服，并针刺足三里及三阴交，以冀能缓痛和减少下血。证属气虚不摄，气随血脱。治当益气摄血，固冲止血。药用：红参、白术、附片、熟地黄、艾叶炭、蒲黄炭各15g，黑姜12g，甘草10g，地榆炭20g，黄芪50g。2剂，急煎汤频饮。药后，腹痛下血渐缓。2剂药后，腹痛消失，出血停止，但感乏力。守上方加减，调治1周，诸症悉除。

【原按】

本案患者行经中过劳而大出血。证属阳虚血崩，气虚不摄，气随血脱。根据阳虚阴必走之理，治以益气摄血、固冲止血为法。用理中汤温中散寒，扶心肾之阳，升下陷之脾气，以收温中止痛之功。熟地黄护阴，艾叶炭、地榆炭、蒲黄炭、石榴皮摄血归经。崩证暴下血者，重症多气虚及阳，轻症亦多气虚，摄血为救急之首务。用芪附理中汤加味，仅气虚者去附片，重用黄芪益气摄血。佐三七消瘀以杜瘀滞胞宫，熟地护阴以制约姜、附之温燥，配合诸止血药之力而收良效。

摘自：骆常义．龚去非运用经方治疗疑难重症的经验．四川中医，2002（9）：3-5.

结 语

崩漏，常因肾虚、脾虚、血热、虚热、瘀血等造成冲任损伤，不能制约经血，致使月经非时妄行。其暴崩者，易导致血竭气脱，病势危重，属妇科临床危重症之一。若出血日久，淋漓不断，也会导致气血俱虚。临床根据出血的量、色、质的变化，参照舌象、脉象，结合病史等，辨其所属。还需要与某些月经失调、妊娠病之下血相鉴别。治疗崩漏，立足“急则治其标，缓则治其本”的治疗原则。暴崩之际，急当止血防脱；病情缓解，则应辨证求因，审因论之，分别运用清热、祛瘀、补肾、健脾等法。最终则当以肾为中心，协调诸脏气血，平衡阴阳，使月经恢复规律的周期，以固本善后。

崩漏属阳虚血崩、气虚不摄、气随血脱之候，根据阳虚阴必走之理，治当益气摄血、固冲止血为法。用理中汤温中散寒，扶心肾之阳，升下陷之脾气，以收温中止痛之功；湿热蕴蓄胞宫，灼伤血络而成之崩漏，用大黄牡丹汤加味清热解毒、活血祛瘀止痛。待病情减轻，改用育阴清热、凉血止血、行气止痛之剂，在育阴之中行止崩之法，令热去阴复，肝气得疏，疏泄功能正常，血海宁静，崩漏即愈。

第十九章 不孕症

婚后有正常性生活，未避孕，同居2年而未能受孕；或曾孕育，未避孕又2年以上未再受孕，称为“不孕症”。前者称为“原发性不孕症”，后者称为“继发性不孕症”。因夫妇一方先天或后天解剖生理方面的缺陷无法纠正而不能妊娠，称为绝对不孕；夫妇一方因某种因素阻碍受孕，导致暂时不孕，一旦得到纠正仍能受孕，称为相对不孕。绝对性不孕和古人所谓“五不女”的螺、纹、鼓、角、脉五种疾病大多属于女子先天性解剖生理缺陷，非药物所能取效。

肾主生殖，不孕与肾的关系密切，并与天癸、冲任、胞宫的功能失调，或脏腑气血不和，影响胞脉胞络功能有关。临床常见有肾虚、肝郁、痰湿、血瘀等证。

案1 许润三四逆散案

赵某，女，32岁。

1956年10月5日初诊：主诉：婚后6年未再孕。患者于1980年结婚，1981年3月孕49天不完全流产，1982年孕50余天再次不完全流产。这2次流产后均行清宫术。素感下腹及腰痛，月经周期正常，量中，色正，有小血块无痛经，历次行经5天净。近3年未避孕未再孕，其爱人近期查精液常规正常。该患者测基础体温呈双相显示，1985 年在协和医院做子宫输卵管碘油造影，提示双侧输卵管近端梗阻，24 小时盆腔平片无造影剂。末次月经 1986 年 9 月 26 日，纳可，寐安，既往体健，否认有肝病及结核病史，舌质稍暗、苔薄少律，脉沉细。妇科内诊：双侧附件处呈增厚，有轻度压痛。西医诊断：继发性不孕症、双侧输卵管阻塞、慢性盆腔炎。中医辨证为邪侵冲任，胞脉闭阻。治宜活血化瘀，理气通络。药用：柴胡 10g，枳实 10g，赤芍 15g，甘草 10g，蜈蚣 5 条，路路通 10g，王不留行 10g，石见穿 10g，蒲公英 10g，三七粉 3g（分冲）。嘱服 7 剂。

10 月 11 日二诊：服上方后感小腹窜痛，肠鸣活跃，大便如常，舌偏红，脉细。证属胞脉受阻，肝肾耗损。治为理气通络，清热养阴。药用：柴胡 10g，枳实 10g，赤芍 10g，甘草 10g，生地 10g，丹皮 10g，川楝子 10g，王不留行 10g，穿山甲 10g，蜈蚣 5 条，川断 30g，桑寄生 10g，7 剂。

10 月 17 日三诊：基础体温已抬高 1 周，带下增多，神疲乏力，纳可，二便如常，脉细，舌红苔少。再予补肾调冲，益气通络。药用：柴胡 10g，枳实 10g，赤芍 15g，甘草 10g，川断 30g，桑寄生 10g，路路通 10g，王不留行 10g，威灵仙 10g，生牛膝 10g，菖蒲 10g，生黄芪 30g。以清热疏络为主，佐以调补肝肾之剂，约 60 剂，经水过期未见，基础体温持续升高 18 天未降，略感双乳发胀，脉弦滑数，妊娠试验呈阳性，诊为早孕。遂改投益肾安胎之剂，以防再度流产。

【原按】

患者二度流产，冲任受损已不待言，且流产后均行清宫术，则重伤冲任。冲任感受外邪，湿热瘀滞于胞脉，引起慢性盆腔炎，导致输卵管不通，胞脉闭阻，遂致继发性不孕，其基础体温正常，提示卵巢功能正常。许老以大剂量的活血化瘀、理气清热通络之剂，药用柴胡、枳实、路路通、蜈蚣、王不留行、威灵仙等疏肝理气，为通络通管之要药；辅以赤芍、丹皮、生地消散胞脉瘀滞；蒲公英、三七粉、菖蒲清热疏滞，生芪健脾益气，以防用理气药过久，损伤正气。患者冲任受损，复用川断、寄生滋补肝肾，诸药相伍，适用于输卵管阻塞而又有热象的患者。本案药证相合，故治疗奏效。

摘自：许润三．四逆散加味治疗输卵管不通验案3则．中级医刊，1985（8）：52-53.

案2 刘渡舟桃核承气汤案

贺某，女，30岁。

初诊日期：1989年12月20日。婚后4年未孕，妇科检查为原发性不孕症，多方治疗未见喜征。问其月经40余日一潮，小腹与腰疼痛，经量少内夹血块，经常大便秘结。脉滑数有力，舌苔薄黄、舌质青紫。诊为热与血结，冲任受阻而难以受孕。治法：泻热行瘀，推陈致新，拔其锢结之势，方能奏效。方用桃核承气汤：桃仁15g，大黄4g，芒硝4g（后下），桂枝10g，炙甘草6g。此方连服5剂，大便作泻，下黑色经血较多，而小腹与腰之疼痛顿释，其月经从此按时来潮。半年后终于怀孕，生一女孩。

【原按】

桃核承气汤即调胃承气汤加桃仁、桂枝而成。用调胃承气汤泻热破结，以开瘀结；桃仁滑润而利，善逐瘀血，与硝、黄配伍可使无瘀血所滞留；用桂枝使之通行卫气，气行则血行，以增强逐瘀活血之力，同时桂枝性温又可节制硝、黄之寒性，方义为深。家严对我说，临床运用桃核承气汤要注意几个问题：一是瘀血内停，血络内阻，浊热扰心，往往可见精神、情志方面的异常，轻者烦躁、善忘，重者如狂、发狂。所以《内经》言："血在上善忘，血在下如狂。"这是下焦蓄血的一个比较明显的症候特点；二是从致病原因上看，虽然瘀血作为其主要的病因，但是由于情志方面的郁结久不解，也往往是发生本病的一个重要诱因；三是本方有较强的攻下逐瘀功效，使用时一定要以体实之人且正气不衰为前提；四是在服药时间上，应以空腹为佳，因为病位在下焦，空腹服药有利于攻逐瘀热。要求“先食温服”也就是这个道理。

摘自：陈明等．刘渡舟临证验案精选．北京：学苑出版社，1996.

案3　颜德馨温经汤案

董某，女，30岁。

素有痛经史，结婚3年，未孕，痛经逐年加剧，经前乳房胀痛，经量较少，色暗紫而不畅，伴腹痛恶心，痛剧面色苍白，四肢逆冷，大便溏薄，眼眶发黑，舌紫，苔薄腻，脉沉迟。证属寒凝血瘀。用温经汤化裁：赤、白芍各9g，生姜3片，川芎6g，阿胶7g，吴茱萸9g，当归9g，紫石英30g，桂枝6g，小茴香3g，延胡索9g，党参9g，失笑散9g，7剂。药后诸症减轻，以前方调治4个月，乃孕育一子，痛经宿患亦随之消失。

【原按】

颜老临床经验，治不孕必先调经，经准以后，改为每次月经前服5~7贴，3个月为一个疗程，冲任自调。方中五灵脂恶人参，但颜老认为二味合用，有破阴凝布阳和之妙，奏技独甚。太冲瘀寒，月事不能时下，故当无子。太冲脉盛，月事以时下，乃求嗣子。

摘自：颜德馨教授．临床治验集萃．国医论坛，1992（3）：23.

案4　何少山黄芪建中汤案

陈某，女，28岁。

1998年10月27日初诊：1996年5月行人工流产术，迄今未孕。1997年7月，子宫输卵管碘油造影示：双侧输卵管炎症，通而不畅。平素月经周期尚准，基础体温呈双相型。症见左下腹时有隐痛，劳则明显，经前偶有乳胀，舌质淡红、苔薄白，脉细弦涩。西医诊断：继发不孕。中医辨证：气虚血瘀，胞脉闭塞。治拟益气祛瘀，活血通络。药用：清炙黄芪15g，桂枝5g，炒赤、白芍各10g，茯苓10g，炒白术10g，炙甘草5g，熟军9g，丹皮6g，桃仁6g，炙山甲片10g，水蛭5g，巴戟肉12g，生姜3片，红枣7个。服药7剂后，腹痛较前已减轻。以上方为基本方，随症稍作加减，经期改用活血疏肝药。连服4月后，月经愆期，尿妊娠试验呈阳性，B超检查提示宫内早孕。

摘自：章勤．何少山用黄芪建中汤治妇科病3案．江苏中医，2000（7）：21-23.

案5　周夕林肾气丸案

曹某，女，30岁。

1989年春就诊：婚后8年未孕，月经量少色暗，经前及经期少腹拘急疼痛，腰酸，平素带多色白。妇科检查：子宫略小，基础体温呈双相，但不典型。曾屡服中西药，并做过输卵管通水诊治，但皆不效，后慕名求治于周老。刻下月经将至。诊其形瘦，面色不华，肢体欠温，少腹隐痛。舌淡苔薄白，脉沉细而涩。证属肾虚寒凝，冲任血亏。刻下正值经前，故治以温肾祛寒，活血止痛。以肾气丸去山萸肉、茯苓，加泽兰、川芎、桃仁各10g，益母草、当归、炒延胡索、醋香附各15g，蒲公英30g，土红花8g，7剂。嘱其经尽复诊。

二诊：药服4剂，月经来潮，经色转鲜，少腹痛、腰酸明显减轻，时值经后气血最亏，故治以温肾健脾，补益气血，止带。上方去泽兰、红花、延胡索、桃仁、丹皮、香附，加紫河车、巴戟肉、山萸肉各10g，杜仲、川断各15g，炙黄芪30g。连服5剂后复诊。

三诊：治以温肾益精，活血通络。以肾气丸去萸、地，改丹皮为赤、白芍，加紫河车、巴戟肉、菟丝子、王不留行、炒皂刺各10g，川牛膝、杜仲、炮山甲各15g，肉苁蓉20g。连服7剂，于经前4日再复诊。如此按上方略作化裁，诸症渐失。于第3月便受孕，后足月顺产一女婴。

摘自：蔡旭．周夕林教授妙用肾气丸5则．安徽中医学院学报，1994（2）：14-15.

案6　唐伯渊芎归胶艾汤案

张某，女，26岁。

1971年6月18日初诊：结婚4年未孕。经某医院妇科检查：输卵管不通。月经周期基本正常，经期常伴腹痛，平素小腹发凉喜暖，白带清冷，苔白，脉沉迟。证属下焦虚寒不孕，宜温通论治。当归9g，川芎8g，炒白芍9g，艾叶6g，乌药9g，制香附9g，炮姜9g，肉桂3g，吴茱萸3g，炒小茴9g，紫石英12g，杭巴戟12g。上方连服数月，遂受孕，连生二胎。

【原按】

证属虚寒不孕，故用《金匮要略》胶艾汤加减。方中四物汤养血和血，艾叶、肉桂、紫石英温经暖宫，炮姜温而守之，杭巴戟温而养之，乌药、香附、吴茱萸、炒小茴温而行之。全方以温通散寒，养血和血，行气调经论治。

摘自：成都中医学院老中医经验整理组．成都中医学院老中医医案选．成都：成都中医学院出版社，1980（5）：107.

案7　范中林真武汤案

黄某，女，34岁，四川某机关干部。

病史：已婚7年未孕，男女双方经检查，生理正常。1959年冬开始，自觉头昏、乏力，早晨睑肿，下午脚肿，月事不调。1965年春，病情发展严重。同年7月20日来诊。

初诊：闭经半年，白带多。全身轻度浮肿，下肢较重。周身疼痛，畏寒，多梦，纳差，血压有时偏高。小便不利，大便先结后溏。舌质淡，体胖嫩，边有齿痕，苔白滑，中间厚腻，脉沉。此为邪入少阴，火衰水旺，肾阳虚衰，经水不调之不孕症。首以真武汤加减，温阳化气行水为治。处方：制附片120g（久煎），茯苓30g，生姜30g，桂枝15g，炮姜30g，炙甘草15g，4剂。

二诊：服上方，全身浮肿显著消退，食欲增加。原方再服4剂。

三诊：神疲、恶寒等症虽有好转，但仍血枯经闭。原方并当归补血汤加减主之。处方：制附片60g（久煎），茯苓20g，白术15g，生姜30g，桂枝10g，黄芪30g，当归10g，炙甘草10g，炮姜30g。

四诊：上方服至8剂时，月经来潮，血淡量少，有瘀块，小腹发凉隐痛，仍有宫寒凝滞之象，以温经汤加减主之。处方：吴茱萸6g，当归10g，川芎6g，白芍10g，血余炭20g，炮姜20g，炙甘草10g，2剂。

五诊：小腹冷痛消失，瘀血显著减少，诸症明显好转。嘱其忌生冷，戒房事半年，并书一方，回家缓服调养。处方：制附片60g（久煎），肉桂10g，炮姜30g，血余炭20g，菟丝子20g，肉苁蓉10g，黄芪30g，当归10g，炮姜15g，炙甘草15g，枸杞20g，巴戟天12g。

1979年7月26日追访：患者说，前后共服药百余剂，并遵范老所嘱调养，1967年怀孕，现已有2个孩子。

【原按】

本例病根，在于少阴真火虚衰，肾阳不振，又累及于脾。故现龙飞水泛，后天生化乏源，日益气虚血枯，寒凝胞宫，经脉受阻，月事不下。故首投温阳化气行水之剂。重用姜、附，镇纳群阴。再以补血益气、温经散寒为治。脾湿除，气血调。任脉通，血海盛，经期正，连生二子。

摘自：谢永新．范中林六经辨证医案选．沈阳：辽宁科学技术出版社，1984：157-158.

结　语

不孕是由肾虚、肝郁、痰湿、血瘀等原因引起肾气不足，冲任气血失调，导致多脏腑受累的病症。本病病位是在胞宫、胞脉、胞络，治疗重点当调经种子，治法以补肾、疏肝、豁痰、祛瘀等法为主，以调理冲任，辨证施治。

西医学认为引起不孕症的原因，从解剖学角度分析，主要与输卵管、卵巢、子宫、宫颈及阴道诸因素有关；从病因学角度分析，主要与炎症、内分泌功能紊乱、子宫内膜异位症及免疫因素有关。所以治疗时可视具体情况，综合分析，适当处方遣药。

本病病因复杂，临床上有一个或一个以上致病因素参与，治疗时必须明确诊断，才能取得良好的效果。若气虚血瘀、胞脉闭塞之不孕，治当益气祛瘀，活血通络，方用黄芪建中汤；若热与血结，冲任受阻而难受孕，治当泻热行瘀，推陈致新，拔其锢结之势，方用桃核承气汤。

第二十章 产后大便难

产后饮食如故，大便艰涩，数日不解或排便时干燥涩痛，难以解出，称为产后大便难，又称产后大便不通、产后大便秘涩、产后大便秘结。本病首见于《金匮要略·妇人产后脉并治》，其载："亡津液，胃燥，故大便难。"属新产三病之一。

西医学中，产后便秘属于本病范畴。

由于分娩失血，营血骤虚，津液亏耗，不能濡润肠道，以致肠燥便难。或阴虚火盛，内灼津液，津少液亏，肠道失于滋润，传导不利，则大便燥结。

案1 邓鹤芝大承气汤案

麦某，女，24岁。

结婚5年，生育1次，足月生产，临产前3天无大便，至本月3日产一男孩，产后发热6天，至今未退，经医治无效。刻诊：发热，心烦，胸闷，8天无大便，两颧红赤，舌苔厚黄而干，今天下午4时起，神昏谵语，两手脉隐伏不显，按足部趺阳脉滑实有力。因热邪内闭、阳明胃实所致。拟用大承气汤下之，荡涤肠胃，通利热邪。处方：枳实12g，厚朴18g，大黄12g，芒硝12g。先以清水2盅，煎枳实、厚朴至1盅，去滓，纳大黄、芒硝微火煮数沸，去滓，分3次温服。此证当时神昏谵语，需人慢慢用汤匙喂服。至 11 时服完，2 小时后病者渐渐苏醒，方见大便 2 次。明日再诊，谵语止，发热、心烦、胸闷减轻。两手脉滑有力，照方连服 3 剂，每服 1 剂，大便 2 次，各症状均减。

摘自：邓鹤芝．医案数则．广东中医，1967（7）：31.

案 2　梅喜庭小柴胡汤案

王某，女，26 岁。

1982 年 12 月 18 日初诊：患者于 1982 年 12 月 6 日顺产一男婴，大便数日 1 次，经用开塞露、麻仁丸，大便虽可自行排出，但停药后，仍便秘。诊时大便已 5 日未解，腹胀痛，面色少华，气短乏力，倦怠纳差，舌淡苔黄，脉细弱。此乃产后体虚便秘。治宜养血润肠通便。方用小柴胡汤加味。药用：柴胡、黄芩、党参、半夏各 10g，何首乌、火麻仁各 12g，生姜 3 片，大枣 5 枚。水煎服，每日 1 剂。3 剂后，大便可自行排出。

二诊：守方加生地黄 10g。继用 5 剂，大便通调而治愈。

【原按】

虚人便秘，多为津液不足，所谓“水枯舟停”。久病体虚、年老体衰、产后津亏、大便秘结、不任攻下者，可用小柴胡汤治之。《金匮要略》中指出：“新产血虚，多汗出，亡津液，胃燥，故大便难。”又云：“产妇郁冒，其脉微弱，大便反坚，但头汗出，小柴胡汤主之。”《伤寒论》曰：“阳明病，胁下硬满，不大便而呕，舌上白苔者，可与小柴胡汤。”用小柴胡汤有“上焦得通，津液得下”的作用，故能润肠通便而不伤正气。

摘自：鲁遂荣. 梅喜庭应用小柴胡汤验案举隅. 辽宁中医杂志 . 1999（4）：34-35.

案 3　李可黄土汤案

燕志华，女，32 岁。

产后3个月，便燥如羊粪球，每便肛裂出血如注，延至气怯神倦，面色萎黄，舌淡唇白，脉细寸微，一派脾不统血征象，血红蛋白8g/L。用治肠风便毒之剂，反致自汗，心悸，昏眩。本属产后血虚失于濡润，今误药损伤脾阳，当用黄土汤温之。前人经验，重用白术120g反有滋液润便之效，亦脾土散精之义。红参（另炖）、炙甘草各10g，生地30g，白术120g，阿胶25g（烊化），附子10g，黄芩炭10g，灶心土120g，3剂而愈。

摘自：李可．李可危急重症疑难病专辑．太原：山西科学技术出版社，2002：6.

结　语

产后大便难为产后常见病之一，多由产后肠道失调或大肠传导无力所致，治以润肠通便为主。血虚津亏者，宜养血滋阴，润燥通便；气虚失运者，宜益气养血，润肠导便；便秘日久，兼腹胀、身热者，多为阳腑实燥热，应及时对症治疗，免生他病。脾阳虚兼有血虚失于濡润之便秘，黄土汤治疗，益气养血，润肠通便；产后津亏、大便秘结、不任攻下者，可用小柴胡汤治之。

第二十一章 产后恶露不尽

产后恶露持续3周以上仍淋漓不尽者，称为恶露不绝，又称恶露不尽、血露不尽、恶露不止。本病首见于《金匮要略·妇人产后病脉证治》。产妇分娩后，胞宫内遗留的瘀血浊液通过阴道排出体外者，称为恶露。《女科经纶·产后证》曰："新产恶露，属养胎余血，杂浊浆水。"正常恶露，初为红色，继则逐渐变淡，且无特殊臭味，持续3周左右干净。但亦有1月方净者，如无异常，不作病论。若血性恶露持续3周以上仍淋漓不尽者，应视为异常。

本病发生的机制，主要是冲任为病、气血运行失常所致。因冲为血海，任主胞胎，恶露为血所化，而血源于脏腑，注于冲任。若脏腑受病，冲任不固，则可导致恶露不绝。其病因有气虚、血热、血瘀等。

案1　张谷才下瘀血汤案

杨姓，女，32岁。

产后4日，恶露行而不畅，有时夹有血块，少腹胀满，拒按，脘闷恶心，自觉有气上冲。舌质红，右边缘有紫斑，苔灰白。病乃恶露瘀阻难行，有瘀血上冲之势。治当急下其瘀血。方拟加味下瘀血汤主之。处方：大黄6g（后下），桃仁10g，䗪虫6g，当归10g，川芎6g，赤芍10g，牛膝10g，甘草5g。连服2剂，恶露渐多，夹有紫血块，腹痛减轻。原方既效，将原方桃仁改为6g，大黄改为4g，加艾叶3g，再服2剂，腹痛解除，胀满消散，病即痊愈。

案2　苟鼎立附子汤案

董某，女，26岁，农民。

1990年4月10日被人力车送至我院门诊，由两人抬至检查床。患者因产后昏晕而饮凉水两碗，第2天恶露停止，第5天即腹胀疼痛，恶心呕吐，不思饮食。当地治疗无效，第7天送至某医院门诊，给止痛药和抗生素处理。因胀痛之急，继来我院。患者因腹胀疼痛，转侧不得，面色暗红，脉弦滑有力，舌青淡无苔。腹膨胀，疼痛拒按，重按阴道流出黏液，色灰白，味恶臭。诊断为寒侵胞宫，气血凝滞之恶露不下，拟附子汤合生化汤以温阳行露。处方：附子6g，人参6g，茯苓9g，白术12g，白芍9g，当归9g，川芎6g，桃仁6g，炮干姜6g，炙甘草3g。

二诊：自述服头煎后，全身即觉轻松，腹胀痛微减，服第2煎后恶露始下，并逐渐增多。今晨胀痛消失，病告痊愈。嘱守原方再剂巩固疗效。

摘自：苟鼎立．附子汤治愈妇科重症2则．甘肃中医，1992（3）：28.

案3　姚寓晨黄芪建中汤案

段某，女，26岁。

1957年6月4日初诊：患者足月顺产一婴后，阴道出血淋漓不尽已1个月，血色淡红，质稀薄，无臭味。妇科检查：子宫复旧不佳，宫体大而软，宫口松弛，但未发现胎盘和蜕膜残留。诊为晚期产后出血，胎盘附着部复旧不全，宫缩乏力。曾给予抗生素、益母膏、生化汤，均未见效。刻诊症见面色萎黄，纳谷不振，大便溏硬不调，神倦乏力，小腹下坠，舌淡边有齿痕，脉缓弱。辨证为中虚血亏，冲任失固。拟予建中益气，止血固冲，黄芪建中汤合桃花汤图治。处方：炙黄芪、粳米（包）各30g，桂枝、炒白芍、干姜各6g，大枣10g，赤石脂22g，饴糖（烊冲）20g。上药连服4剂，血止，惟仍感纳谷欠佳，小腹空坠。再予上方加入焦山楂、党参各15g。10剂后，饮食渐增，体力渐复，再予参苓白术散调理2个月，诸症均告消失。

【原按】

《胎产心法》指出："产后恶露不绝，由于产时伤其经血，虚损不足，不能收摄。"本例患者中焦失运，复因产时伤血，脾亏统摄失职，气虚下陷，冲任不固。故宜建中以治本，收涩以固标。方中重用黄芪培益中气，取赤石脂之重涩，入下焦血分而固脱，干姜温阳守中，粳米补虚。姚师将仲景治"下利便脓血"之桃花汤灵活运用，其辨治主张"证""方"相对，可见一斑。

摘自：姚石安．姚寓晨女科证治选粹．南京：南京出版社，1992.

案4 孟澍江葛根汤案

杨某，女，28岁。

产后5日恶露不行，行亦腹中时有阵痛，伴有形寒恶风，项背强几几。此为营卫不和，气血瘀滞。法当调和营卫，行气和血。方用葛根汤或生化汤，药取葛根、防风、桔梗、麻黄、赤白芍、甘草、桃仁、当归、川芎、炮姜炭、益母草、红花、生姜、大枣等。服药后寒热恶风之象渐退，不时汗出，恶露渐行，有块，色不鲜，量亦不多，显然营卫尚未调和，瘀血未尽。于前方再加生黄芪、焦山楂，加强调和营卫、行气和血之力，再服7剂后，寒热退，恶寒渐止而愈。

【原按】

本案患者产后恶露不行，腹中阵痛，此气血亏虚、血行不畅之故。形寒恶风，项背强几几为体虚之人感受风寒、营卫失和之象。此属营卫不和、气血瘀滞之证，为表里同病，治当表里双解。

摘自：杨进．孟澍江中医学术集萃．北京：北京科学技术出版社，2000：58.

结　语

产后恶露不尽是以产后血性恶露超过3周仍淋漓不尽为主要特点，常见的病因有气虚、血热、血瘀。其主要病机是气血运行失常，冲任失于固摄；或气虚失摄，冲任不固；或热扰冲任，迫血妄行；或瘀阻冲任，血不归经。辨证主要根据恶露的量、色、质、气味，结合腹痛的情况分辨寒、热、虚、实。治疗应以调理气血、固摄冲任为主。遵循“虚则补之，热者清之，瘀者行之”的原则，分别采用益气、清热、化瘀之法。临证用药要注意：虚者，勿补摄太过，以防留瘀；瘀者，勿攻破太甚，以免动血伤血；热者，不宜过于苦寒，以免伤正。若恶露量多，或长期不止，应行诊断性刮宫术，以防癌变。

若中焦失运，脾亏统摄失职，气虚下陷，冲任不固之恶露不尽，宜黄芪建中汤，收涩以固标；若寒侵胞宫，气血凝滞之恶露不下，拟附子汤合生化汤以温阳行露；若血凝瘀滞，宜下瘀血汤。

第二十二章　产后发热

产褥期内，发热持续不退，或高热寒战，并伴有其他症状，称为产后发热。本病首见于《金匮要略·妇人产后病脉证治》，其载："产后中风，发热，面正赤，喘而头痛，竹叶汤主之。"本病为产妇死亡的四大原因之一，为危急重症。若不及时处理，可危及产妇生命。西医学的"产褥感染"，属产后发热范畴，可参照本病辨证论治。

本病主要由产时感染邪毒，正邪交争；或产后阴血骤虚，阳易浮散；或元气亏虚，易感外邪；或瘀血内阻，壅遏气机所致。临床常见感染邪毒发热、血瘀发热、外感发热、血虚发热等症状。

案1　曹颖甫大承气汤案

同乡姻亲高长顺之女嫁王鹿萍长子，住西门路，产后六七日，体健能食，无病，忽觉胃纳反佳，食肉甚多。数日后，觉身热烦躁，中夜略瘥，次日又如是。延恽医诊，断为阴亏阳越。投药五六剂，不效。改请同乡朱医，谓此乃桂枝汤证，如何可用养阴药？即予轻剂桂枝汤，内有桂枝五分，白芍一钱。二十日许，病益剧。长顺之弟长利与余善，乃延余诊。知其产后恶露不多，腹胀，予桃核承气汤，次日稍愈。但仍发热，脉大，乃疑《金匮》有产后大承气汤条，得毋指此证乎？即予之。方用：生大黄五钱，枳实三钱，芒硝三钱，厚朴二钱。方成，病家不敢服，请示于恽医。恽曰：不可服。病家迟疑，取决于长顺。长顺主与服，并愿负责。服后，当夜不下，次早，方下一次，干燥而黑。午时又来请诊，谓热已退，但觉腹中胀，脉仍洪大，嘱仍服原方。实则依余意，当加重大黄，以病家胆小，姑从轻。次日，大下五六次，得溏薄之黑粪，粪后得水，能起坐，调理而愈。独怪近世医家遇虚羸之体，虽大实之证，不敢竟用攻剂。不知胃实不去，热势日增，及其危笃而始议攻下，惜其见机不早耳！

【原按】

产后宜温之说，举世相传，牢不可破。而生化汤一方，几视为金科玉律，何怪遇大实大热之证，而束手无策也。大凡治一病，必有一病之主药，要当随时酌定，不可有先入之见。甚有同一病症，而壮实、虚羸之体不当同治者，此尤不可不慎也。

摘自：曹颖甫．经方实验录．北京：学苑出版社，2008：203-205.

案2　刘渡舟白虎桂枝汤案

张某某，女，32岁。

新产9天，不慎感邪，突然寒战，发热至39.8℃，上身烦热，汗出较多，下身反冰冷无汗，口中干渴，时时呼引，饮后渴仍不解，伴有恶风、头痛等症。视之，面赤，舌质红绛，舌苔薄黄，切其脉则浮大而充盈有力。此乃阳明久有伏热，新产之后，阴血亏损，风阳之邪乘虚入侵，致营卫运行逆乱，阴阳之气不相顺接而成，治当兼透风邪外出。桂枝10g，生石膏30g，知母10g，玉竹10g，白薇10g，炙甘草10g，粳米15g。服2剂，微见汗出，上身热退，下肢由凉转温而愈。

【原按】

本案脉证：发热、恶寒、头痛，为邪在表；口渴、汗出、心烦，为邪在里；上身烦热，下身厥冷，为阳热于上不能下达，属“热深厥亦深”也；新产之后，舌质红绛，则为阳热伤阴之征。此证阳明内有伏热，又兼风邪外感，且又有阴津不滋之候。治应清阳明胃中伏热，兼透肌腠风邪，佐以滋阴养血。选方用《金匮要略》之白虎桂枝汤加味，内清伏气之热，外解肌腠之邪。加玉竹、白薇者，能退邪热而滋阴血与津液。《素问·通评虚实论》载：“乳子中风热，喘鸣肩息者，脉何如？岐伯曰：喘鸣肩息者，脉实大也，缓则生，急则死。”本案患者脉虽浮大，但和缓从容，为正气充盛之象，故能2剂获愈。

摘自：陈明，刘燕华，李方．刘渡舟验案精选．北京：学苑出版社，2007：166-167.

案3　黄煌小柴胡汤案

王某，女，28岁。

1993年4月15日初诊：自述产后3天发热，体温39℃，周身不适，厌食，微呕，头晕乏力。静脉滴注消炎药7天，热不退，诸症不减。舌苔薄黄，舌质红，脉弦数无力。处方：柴胡50g，黄芩50g，板蓝根15g，党参20g，白术20g，半夏10g，甘草10g，生姜5g，大枣7枚，3剂，水煎服。

二诊：自述热退大半，体温37.5℃。上药加减，3剂，药后热退身凉痊愈。

摘自：黄煌，濮传文．方药传真：全国老中医药专家学术经验精选．南京：江苏科学技术出版社，2003：678.

案4　谭日强竹叶汤案

宁某，女，26岁。

产后10余日，恶露已净。因洗澡受凉，致发热恶寒，头痛项强，身疼无汗，舌质淡，苔薄白，脉象浮紧无力。此正气内虚，风寒外来，宜解肌祛邪，益气扶正。用《金匮要略》竹叶汤：竹叶6g，党参15g，附片5g，葛根10g，防风10g，桂枝10g，桔梗6g，甘草3g，生姜3片，大枣3枚，2剂。汗出热退，头身痛止。

摘自：谭日强．金匮要略浅述．北京：人民卫生出版社，1981：390.

案5　张圣德桂枝汤案

张某，女，30岁。

产后3天发热，体温40.2℃，头痛，恶寒有汗，苔薄微腻，脉浮小数。乃产后气阴两亏，风邪乘虚外袭，以致营卫不和。治当调和营卫，补虚退热。处方：川桂枝3g，杭白芍10g，炙甘草3g，生姜片1片，大黑枣4枚，太子参15g，嫩白薇10g，香青蒿5g。

【原按】

服参薇蒿桂枝汤2剂，体温降至正常，余症消失。

摘自：张圣德．异病同治案3则之加味桂枝汤应用体会．江苏医药，1979（1）：43.

案6　唐祖宣竹叶汤案

张某，女，27岁。

1974年12月18日初诊：产后5日，不慎感寒发热，头顶强痛，大汗淋漓，医用荆、防之品治之无效，急邀唐师诊治。发热面赤，气喘声促，大汗淋漓，头顶强痛，食欲不振，舌体肥大，质淡苔薄黄，脉虚浮，体温39.2℃。此乃产后正虚，复感外邪，形成正虚邪实之证。治宜温阳益气，解表散寒。方用：竹叶、甘草各9g，葛根24g，防风、桔梗各15g，桂枝、潞党参、炮附子各12g，生姜18g，大枣12枚。此病属正虚邪实之疾，纯用攻表，则虚阳易脱，单用扶正之品，又易助邪为患，攻补兼施，才能切合病机。竹叶、附子一寒一热，相互为用，可收表里兼治之效。患者共服药 2 剂，病情告愈。

【原按】

竹叶汤的证治仲景在《金匮要略》中云："产后中风，发热，面正赤，喘而头痛，竹叶汤主之。"仅为产后发热而设，唐师认为此方的实际功能远不限于此。临床中凡阳气虚弱、寒邪内侵之证，皆可以本方加减施治。掌握药物的煎服法，是提高疗效的关键。方中附子辛热有毒，先煎 15 分钟，再纳诸药，竹叶以后下为宜，三煎兑于一起，混匀，分 4 次服。内有蕴热，复感风寒等实热之证，则在本方禁忌之列。

摘自：许保华．唐祖宣老师运用竹叶汤的经验．中原医刊，1989（3）：36-37.

案 7　徐素仙小柴胡汤案

患者，女，30 岁。

1998 年 12 月 25 日初诊：产后半年，自述产后第 3 日开始出现发热，体温上升到 39.8℃，曾用抗生素治疗 1 周余而愈。但出院后一直感口苦而恶，时有流涎，喜叹息，二便尚调，自感仍有发热，以午后为主，血培养、子宫附件 B 超均无明显异常发现。再以广谱抗生素治疗 10 余日，继以中药治疗，均无效验。初诊时舌淡红，苔薄腻，脉弦数，此乃少阳证之变证。治当疏肝利胆，清化痰热，小柴胡汤主之。方用柴胡、竹茹、陈皮、郁金各 12g，黄芩、半夏、香附、生姜各 10g，炙甘草 10g。3 剂后，发热已减，惟午后潮热，口中无作恶流涎。但前次求诊时疏忽，未提及其偶有少腹隐痛，恶露未净，微有恶臭，夜间梦多易醒。此乃初感外感时，为产后血室空虚，外感乘虚而入，余热在血室，故而恶露难净，热入血分，夜寐难安。遂加生石膏 20g 以清下陷之热，去黄芩苦寒；加芍药以缓急止痛，兼滋阴养血，退热除烦；加益母草12g，活血祛瘀，又能清热解毒。服7剂，自觉诸热已除，胃纳渐佳，无不适感。

【原按】

徐氏认为《伤寒论》小柴胡汤治少阳外感之邪，不必具寒热往来，但知其人纯系外感，而有恶心欲吐之征象。此即病在少阳，欲借少阳输转透膈上达；或其人不见寒热往来，亦不喜呕，惟频频吐黏涎，也可断其为少阳病，此少阳欲传太阴，而太阴脾湿气经少阳之火炼灼，遂凝为黏痰吐出，可投小柴胡汤，以断其入阴之路。方中主药柴胡为足少阳主药，外感在少阳者，能助其输转之透膈外出为君药，黄芩苦寒，善清少阳相火，为臣药，一散一清，共解少阳之邪；半夏和胃降逆，散结消痞，为佐药；党参、甘草为扶正祛邪，又实里而防邪入。

摘自：陈瑜．徐素仙治疗疑难杂症举例．浙江中医学院学报，2000（3）：66.

案8　梅喜庭小柴胡汤案

李某，女，28岁。

1980年8月16日顺产一女婴，第6日突然恶寒发热，体温达39.8℃，以产褥热收住院。经中西药解热，四肢酸痛、心悸乏力，口干不欲饮，纳差，舌淡红苔薄白，脉浮弱。产后气血皆虚，麻、桂是禁药，和解表里，只能用小柴胡汤加味。药用：柴胡15g，黄芩、党参、半夏、防风各10g，苏叶6g，生姜5片，大枣5枚。水煎服，每日1剂。

二诊：2日后复诊，体温已降至37.8℃，头痛、恶风寒消失。原方去防风，加藿香、陈皮各10g，再投2剂。

三诊：体温已降至正常，食欲稍见好转，虑其病后脾虚，拟加调理脾胃之品，以巩固疗效。

【原按】

《伤寒论》记载："妇人中风七八日，续得寒热，使如疟状，发作有时，小柴胡汤主之。"产后体虚，复感外邪，恶寒发热，表邪内陷，客于少阳，治宜和解。本案以小柴胡汤加苏叶、防风和解少阳，发散表邪，而获良效。

摘自：鲁遂荣．梅喜庭应用小柴胡汤验案举隅. 辽宁中医杂志，1999（4）：34-35.

案 9 庞泮池小柴胡汤案

张某，24 岁。

初诊：1975 年 5 月 23 日。剖宫产后第 5 天，身热已 4 日，曾用抗炎 1 号中药针剂、庆大霉素等肌内注射，身热不退，朝轻暮重，昨夜发热高至 38.8℃，汗出颇多，乳房作胀，下腹疼痛，咳嗽有痰，恶露不多，小便涩痛，脉虚大而数，苔腻，舌有瘀斑。此属新产后气血已亏，恶露未净，外邪乘虚而入，肺气不宣，寒热往来，邪恋少阳。当予小柴胡汤和解清热，化瘀生新。柴胡 9g，黄芩 9g，制半夏 9g，党参 9g，炮姜 3g，大枣 3g，当归 9g，川芎 9g，桃仁 9g，益母草 30g，1 剂。

二诊：1975 年 5 月 24 日。药后身热渐退，昨夜 37.7℃。晨起已退热，自汗减轻，恶露增多，咳嗽有痰，脉转濡数，苔腻稍化。前方有效，益以宣肺。守方加杏仁 12g，桔梗 9g，象贝母 9g，2 剂。

三诊：1975 年 5 月 26 日。身热渐退，24 日夜 37.5℃，25 日夜 37.1℃，咳嗽、自汗均瘥，脉濡细，舌根部苔白腻。仍守前方，佐以和胃。柴胡 4.5g，黄芩 9g，制半夏 9g，孩儿参 9g，炮姜 3g，当归 9g，川芎 9g，益母草 30g，砂壳 4.5g，陈皮 4.5g，2 剂。5 月 28 日病愈出院。

【原按】

《伤寒论》中小柴胡汤专治邪入少阳之寒热往来、半表半里证，以和解退热，特别对妇人伤寒热入血室之证，如产后发热或临经发热，伴有少阳热，更为显著。柴胡可透少阳之邪，黄芩清少阳之热，参、草益气和中，姜、枣调和营卫，半夏和胃，共奏热退汗止、正气得复之效。当然不是所有产后发热均用小柴胡汤，首先应具有少阳证热型，辨证论治，方可获效。

摘自：沈丽君，包来发．申江医粹续集．妇科名家庞泮池学术经验集．上海：上海中医药大学出版社，2004：38-39.

案10　熊寥笙桂枝麻黄各半汤案

刘某，女，30岁。

主诉及病史：患者产后感冒，一直发热不解，已延30余日，经用中西医治疗无效。诊查：头痛恶风，厌食油腻，纳呆，精神倦怠，四肢乏力。每热退之前，面微汗，汗后热退身凉。二便正常，夜寐较差。舌质淡，苔薄白。脉微而缓。辨证：此产后体虚外感延久失治，风邪郁表不解。治法：调和营卫，解肌祛邪。桂枝麻黄各半汤主之。处方：桂枝4.5g，白芍4.5g，生姜3g，炙甘草3g，麻黄3g，大枣4枚，杏仁3g，2剂。每日1剂，水煎服，日3次。本方药进2剂，1剂后发热顿解，2剂后诸恙悉愈。后未进补气补血之品，而起居饮食一如常人。

摘自：董建华．中国现代名中医医案精粹．北京：人民卫生出版社，2010.

案11　魏长春桂枝加龙骨牡蛎汤案（二加龙骨牡蛎汤）

郑某，女，25岁。

初诊：1961年1月16日。主诉及病史：素体虚弱，形体消瘦，13天前分娩后受寒发热，至今未解，测体温39℃。诊查：血瘀胞宫，恶露不畅，胃痛阵作，大便泄泻，脉滑数，舌淡红，苔白，指甲高叠堆花。辨证治法：内伤、外感合病，拟甘温退大热法治之。处方：生龙、牡各12g，炒白芍9g，炙甘草3g，生姜3g，红枣4枚，淡附子3g，白薇9g，荆芥炭3g，丹参9g，3剂。

二诊：热势稍减，体温38.5℃，夜寐安，胃痛虽止，泄泻未愈，大便日解8次，脉滑数，舌淡红而润，苔如白粉。仍拟强壮元神法。前方加茯苓15g，枸杞子9g，白术9g，2剂。

三诊：汗出热减（37.7℃），泄泻止，胃纳香，夜卧安，脉滑，舌淡红，苔退。前方增损。处方：生龙骨12g，生牡蛎12g，炒白芍9g，炙甘草3g，枣仁9g，红枣4枚，炮姜3g，西党参9g，茯神12g，姜半夏6g，2剂。

四诊：高热已除，体温36.3℃，寐安纳增，微有咳嗽，腹胀尿少，脉右滑左细软，舌质淡红，高热后肾亏气化不调，拟温肾利尿，佐以理气消胀。处方：附子3g，白芍6g，茯苓皮30g，冬瓜皮9g，陈皮3g，桑白皮9g，车前子9g，瓜蒌皮9g，薤白9g，丹参15g，3剂。

五诊：热退后体温反低，形寒肢冷，胃纳佳，舌淡红，苔白，脉细软。此乃邪去正虚，拟真武汤加味补益脾肾，调和气血，巩固疗效，以冀康复。附子3g，干姜3g，白术9g，白芍9g，茯苓皮30g，五加皮9g，生黄芪9g，陈皮3g，干蟾皮9g，丹参15g，怀山药15g，5剂。

摘自：董建华．中国现代名中医医案精粹．北京：人民卫生出版社，2010：200.

结　语

产后发热的发生与产后多瘀且多虚的生理特点有关。其辨证主要根据发热的证型、恶露变化及少腹疼痛情况，结合全身症状分辨寒热虚实。但临床上由于病情复杂，各型可以相兼，如血虚兼外感、血瘀兼邪毒外感，亦可传变卫气营血，甚则内陷心包，临证应仔细审因论治，分清主次，正确处理。

本病治疗应以调气血、和营卫为主，根据发热的原因不同，分而治之。本着勿拘于产后，勿忘于产后的原则，时时照顾气血，用药注意清热，勿过于苦寒，疏风勿过于耗散，化瘀勿过于攻破。邪毒感染型发热是产后发热中的危急重症，病情变化迅速，需配合西医治疗，及时抢救。

发热属产后气血虚者，当和解表里，小柴胡汤加味以和解少阳，发散表邪，而获良效；阳明内有伏热，又兼风邪外感，且又有阴津不滋之候之产后发热者，治应清阳明胃中伏热，兼透肌腠风邪，佐以滋阴养血。选方用《金匮要略》之白虎桂枝汤加味，内清伏气之热，外解肌腠之邪。加玉竹、白薇，能退邪热而滋阴血与津液。

第二十三章　产后水肿

产后水肿，是指妇女产后面目或四肢水肿的症状。一方面是因为子宫变大，影响血液循环而引起水肿；另一方面是受到黄体酮的影响，身体代谢水分的状况变差，身体会出现水肿。

案1　刘道谦枳实芍药散案

吴某，24岁。

因产后腹痛，服祛瘀生新药而愈。继因深夜贪凉，致皮肤浮肿，气息喘急。余意腹痛虽愈，究是瘀血未尽，为今病皮肤肿胀之原因。是营血瘀滞于内，复加外寒滞其卫气，且产后腹痛，病程已久，元气必亏。治应行血而勿伤正，补虚而莫助邪。用枳实芍药散，以枳实行气滞，芍药行血滞，大麦粥补养正气，可算面面俱到。服药后，肿消喘定，宿疾皆除。

摘自：湖南省中医药研究所．湖南中医医案选辑·第1集．长沙：湖南人民出版社，1960：221.

案2　中神琴溪大青龙汤案

一妇人，产后浮肿，腹部胀满，大小便不利，饮食不进。其夫医也，躬亲疗之，不效。年许，病愈进，短气微喘，时予桃花加芒硝汤无效。于是请救于师，师往诊之，脉浮滑。按其腹，水声漉漉然。谓其主人曰：子之术当也，然病犹未知时，则当更求他法，夫当下而不下，即当更吐之，和之；不当，即当发之，所谓开南窗而北窗自通。又张机所谓予大承气汤不愈者，瓜蒂散主之之类也。主人曰：善。因予大青龙汤，温覆之，其夜大发热，汗出如流。翌日，又予之如初，三四日后，小便通利，日数行。五六日间，服满如忘。与前方百余贴，复原。

摘自：汤本求真．皇汉医学．北京：中国中医药出版社，2007：123-124.

结　语

根据中医辨证，产后水肿可分为 5 种：①气虚血亏产后水肿。产妇表现为全身水肿，面色萎黄，口唇色淡，指甲苍白，头晕眼花，心悸气短，神疲乏力。②气滞血瘀产后水肿。产妇肿胀首先起于足部，渐至腿腹，胸脘胀闷，神情抑郁，小腹疼痛拒按，恶露量少，颜色暗红。③脾虚产后水肿。产妇面目四肢水肿，肤色淡黄，神疲乏力，四肢不温，口淡无味，食欲不振，腹胀便溏。④肾虚产后水肿。产妇全身水肿，腰以下为甚，按之凹陷，面色晦暗，心悸气短，四肢逆冷，腰痛腿软。⑤湿热下注产后水肿。产妇下肢水肿，身重困倦，胸闷脘胀，小便黄赤，尿频涩痛，纳呆，腰部酸胀。临床需辨证论治，仔细斟酌。

营血瘀滞于内，外寒滞其卫气之产后浮肿，治应行血而勿伤正，补虚而莫助邪。用枳实芍药散，以枳实行气滞，芍药行血滞，大麦粥补养正气，可算面面俱到。外寒里饮之产后浮肿，当解表化饮，方用大青龙汤。

第二十四章　产后腹痛

产妇分娩后至产褥期，以小腹疼痛为主症的临床表现称为产后腹痛，亦称儿枕痛。本病首见于《金匮要略·妇人产后病脉证治》。产妇分娩后，常有小腹部阵发性疼痛，乃产后子宫缩复所致，持续3~5天可逐渐消失，属生理现象。若小腹疼痛阵阵加剧，或腹痛连绵，持续不已，影响了产妇身体健康及子宫复旧，则属病理，应予治疗。西医学产后宫缩痛可参考本病辨证论治。

本病的发生，主要是由于气血运行不畅，迟滞而痛。导致不畅的原因，为血瘀和血虚。

案1　刘渡舟小建中汤案

李妇，38岁，大连人。

产后失血过多，又加天气酷寒，而腹中疼痛，痛时自觉肚皮向里抽动。此时，必须用热物温暖，方能缓解。切其脉弦细，视其舌淡苔薄嫩。辨为血虚不能养肝，肝急而刑脾，脾主腹，是以拘急疼痛，而遇寒更甚。桂枝10g，白芍30g，炙甘草6g，生姜9g，大枣7枚，当归10g，饴糖40g。此方服至3剂，而腹痛不发。转方用双和饮两补收功。

【原按】

本案病因明确，为产后失血过多，腹中痛，喜温喜按，故属虚寒腹痛。其脉细，舌淡苔薄嫩，为气血亏虚之象，故辨为血虚；血虚不养肝而肝急，故脉见弦象；肝急而刑脾，脾络不和，故致腹中拘急疼痛。治用小建中汤建中补虚，使气血生化有源。方中白芍量较大30g，为桂枝之3倍，其功用除养血和营、缓急止痛之外，还可柔肝而缓肝之急；另加养血活血之当归，药进3剂，气血恢复，故腹痛不再发作。

摘自：刘渡舟．新编伤寒论类方．北京：人民卫生出版社，1984：24.

案2　谢映庐当归生姜羊肉汤案

周吉人先生内人，冬日产后，少腹绞痛。诸医称为儿枕之患，祛瘀之药，屡投愈重，乃至手不可触，痛甚则呕，二便紧急，欲解不畅，且更牵引腰胁剧痛，痛势急迫。急延二医相商，咸议当用峻剂，庶几通则不痛。余曰：形羸气馁，何胜攻击，乃临产胎下，寒入阴中，攻触作痛，故亦拒按，补剂亦不能投。仿仲景寒疝例，予当归生姜羊肉汤，因兼呕吐，略加陈皮、葱白，一服微汗而愈。得心应手之妙，不知其然而然者矣。

摘自：谢映庐．谢映庐医案．上海：上海科学技术出版社，1962：171.

案3　王占玺枳实芍药散合酸枣仁汤案

万某，女，25岁，医务人员。

1981年11月23日初诊：因小孩生后4天发现黄疸，后经某医院确诊为“溶血性黄疸”。患者产后10天，因忧虑焦急而致胸闷、发憋、心烦，腹满不得卧，纳差食少，其脉弦大，舌淡苔白尖赤。此血虚气滞，急投枳实芍药散合酸枣仁汤加味。枳实9g，白芍10g，炒枣仁15g，川芎9g，茯苓10g，甘草10g，当归12g，菖蒲6g，郁金9g，合欢花15g，夜交藤15g，瓜蒌15g，陈皮9g。服药3剂，心烦、腹胀不得卧、胸闷、失眠、纳差等诸症消失而愈。

摘自：王占玺．张仲景药法研究．北京：科学技术文献出版社，1984：594.

案4　夏先福发附子粳米汤案

张某，女，26岁。

1988年10月初诊：5天前因横位难产入院，立即施剖腹产术。术后2天，忽然脐腹作响，绞痛，上腹部凸起一个包块，便秘不通，呕吐频繁，X光透视诊断为术后高位肠梗阻，嘱其再次手术，病者不愿手术，故求中医治疗。刻诊：脉细无力，舌淡苔白。证属肠胃虚寒，阳气衰微，阴寒内结。处方：附片30g（先煎），炙甘草10g，红参10g，半夏20g，粳米50g，大枣15g，大黄6g（酒炒，后下），日服5次。服药5小时后，诸症顿减，后以附子理中丸巩固。

摘自：夏先福．附子粳米汤妇科运用举隅．河南中医，1992（3）：119.

案5　来春茂当归生姜羊肉汤案

《金匮要略·妇人产后病脉证治》云："产妇腹中㽲痛，当归生姜羊肉汤主之，并治腹中寒痛，虚劳不足。"回忆40年前我妻分娩时住在外籍人办的教会医院，产后少腹绞痛，痛甚拒按，呻吟不休，势颇迫急，针药屡用无效，医无良策，只有向上帝祷告。我背着该院医生，煮该方一罐提入，令趁热喝下一碗，霍然止痛。同房产妇有一人产后腹痛绵绵，另一人腹痛并呕吐，我均各送一碗喝下，止痛之速堪称神效。

摘自：来春茂．经方应用体会．云南中医药杂志，1986（3）：38.

案 6　赵正良桂枝加大黄汤案

唐某，女，27 岁。

1954 年 3 月 12 日初诊：产后 15 天，大便不行 5 天，小腹疼痛急剧，恶露 6 天前已尽。刻下腹痛剧烈，急迫难忍，有针刺感，夜间尤甚，扪诊拒按，压之更甚，无便意感，舌红少苔，脉象沉弦。诊为产后瘀热不行，阳明结滞。治以通瘀行滞，方用桂枝加大黄汤加味。大黄、益母草、桂枝各 15g，赤芍、白芍各 18g，丹参 30g，甘草 6g，大枣 10g，生姜少许。急火煎煮，顿服疼痛立止。

【原按】

产后多瘀多虚，恶露 6 日已尽，瘀血内结，络脉阻滞，故小腹疼痛，刺痛乃瘀血之征。加之大便 5 天未行，燥热内结，阳明壅滞，故胞宫与阳明俱病，两邪相合，则疼痛不已。用桂枝加大黄汤，行血消瘀，通阳明之实，加丹参、益母草增强活血行瘀之功，瘀去阳明得通，则疼痛自已。

摘自：赵正良．桂枝胶加大黄汤治疗腹痛．四川中医，1990（6）：33.

案 7　班秀文桃核承气汤案

廖某，女，25 岁，公共汽车司机。

第 1 胎剖腹产术后 5 天，恶露量少，色暗红，夹紫块，少腹硬痛，按之加剧，潮热，口渴，大便 3 天未解，苔薄黄干，脉沉实。证属瘀血内停，邪热积滞，拟活血祛瘀、通便泻热之法。桃仁 10g，熟大黄（后下）5g，桂枝 5g，元明粉 5g，益母草 10g，延胡索 10g，炙甘草 5g。水煎服 1 剂，大便通，少小腹疼痛减轻，防其滑脱，改用桃红四物汤活血化瘀治之。

【原按】

本例剖腹产后，少腹硬痛，且有潮热便秘，故仿太阳病邪传腑之蓄血证，用桃核承气汤加益母草、元胡治之。

摘自：班秀文. 班秀文妇科医论医案选. 北京：人民卫生出版社，1987.

结　语

产后腹痛以新产后小腹疼痛为特点，其发生与产褥期胞宫缩复状态有关。分娩后，胎儿胞衣俱下，胞宫由膨满而顿呈空虚状态，冲任胞脉亦空虚，加之恶露排出，子宫缩复，气血变化急骤，失于安和而致。若产妇身体健康，多可自我调节和适应。若素体虚弱，或产时失血，或产后调摄不慎，可致血虚。冲任胞脉失养，不荣则痛；或血虚阻滞冲任、胞脉，不通则痛。临证时，应根据小腹疼痛特点，恶露之量、色、质变化，结合全身症状分清虚、实、寒、热。治疗本病，根据产后多虚、多瘀的特点，以调理气血为主，血虚者宜补血益气，血瘀者宜活血化瘀。若腹痛剧烈，久治不愈，应配合各项检查，给予处理。

若产后血虚，虚寒腹痛，当用小建中汤建中补虚，使气血生化有源。刘老多重用白芍养血和营，缓急止痛，且能柔肝而缓肝之急；若瘀血内结，络脉阻滞兼燥热内结，阳明壅滞，用桂枝加大黄汤，行血消瘀，通阳明之实，瘀去阳明得通，则疼痛自已。

第二十五章 产后痉证

新产期或产褥期，产妇突然发生四肢抽搐，颈项强直，甚则口噤，角弓反张，称为产后痉证，又称产后发痉、产后痉风，俗称产后惊风、褥风，为新产三病之一。本病首见于《金匮要略·妇人产后病脉证治》："新产血虚，多汗出，喜中风，故令病痉。"

西医学不伴意识障碍抽搐中的产后破伤风、产后低血钙症，可参照本病辨证施治。

本病多因产后亡血伤津，心肝血虚，经脉失养；或亡血复汗，邪毒乘虚直窜入气血筋脉所致。后者症情急重，若不及时，可危及产妇生命。

席梁丞栝楼桂枝汤案

秦某，女，20岁。

1948年秋，因产后7~8日，头晕眼花，不能坐起。临证时忽见患者手指抽搐，相继呵欠，张大其口，越张越大，竟至口角裂破流血，急令人以手按合，亦竟不止。复现面色淡白，目瞪流涎，冷汗时出，神识昏迷，脉弦缓无力。辨证：新产亡血伤阴，汗多亡阳；复受外感，风入经俞而发痉，势有阴竭阳脱之象。治法：回阳固脱，祛风镇痉。方药：急煎高丽参15g予服，半小时后稍有好转，续用栝楼桂枝汤加味。高丽参9g，炙黄芪

30g，桂枝 6g，芍药 9g，附片 4.5g，栝楼根 12g，炙甘草 9g，生姜 9g，大枣 5 个，2 剂，水煎服。

二诊：服 1 剂后，汗出减少，2 剂服完，抽搐亦缓解。惟感眩晕疲乏，乃表固阳回，阴血仍亏。拟用养血镇痉、气血并补之剂。方药：栝楼桂枝汤合四物汤加减。炙黄芪 9g，当归 30g，桂枝 6g，芍药 9g，栝楼根 9g，生地 15g，川芎 4.5g，钩藤 9g，炙甘草 6g，高丽参 9g。连服 2 剂后，眩晕减轻，精神日趋恢复。

摘自：甘肃省中医院整理. 席梁丞治验录. 兰州：甘肃人民出版社，1978.

结　语

产后痉证，以新产后或产褥期中，突然发生四肢抽搐、项背强直、口噤、角弓反张，但无昏不知人为主要病证特点。主要病机有虚实之异，虚者乃产后阴血亏虚，筋脉失养。若气血亏虚，外感风邪，营卫失调，筋脉失养。治以补养气血，濡润筋脉，调和营卫，解肌祛风。

第二十六章 产后癃闭

产后癃闭，亦称产后尿潴留。中医学称为产后小便难，是以小便量少，点滴而出，甚至小便不通为主症的疾患。其中，小便不畅、点滴而下、病势较缓者，为癃；小便闭塞、点滴不出、病势较急者，为闭。二者均为排尿困难，只是程度不同，在临床上难以截然分开，故统称为癃闭。

案 1　张雯黄芪桂枝五物汤案

秦某，女，24 岁。

1992 年 6 月 14 日初诊：足月顺产后已 12 小时，小便欲解而不下，伴小腹部胀痛，面色少华，腰酸乏力，纳谷不香，大便未解，舌质淡红，苔薄白，脉细无力。以手扪其下腹部，膀胱充盈较甚。证属脾虚气弱，中气不足，膀胱气化失司。方药：生黄芪 30g，桂枝 10g，白芍 10g，茯苓 20g，木通 6g，生姜 3 片，大枣 10 枚。取上方 1 剂，煎汤约 150ml 内服。服药后 3 小时，小便自解，小腹胀痛亦除。继服 2 剂，以巩固疗效。

摘自：张雯．黄芪桂枝五物汤治疗产后病验案 3 则．山西中医，1994（3）：33.

案 2　陈伯涛五苓散案

张某，女，25 岁。

1976年3月9日凌晨3时分娩后，即患尿闭，曾导尿2次。截至3月11日上午邀余会诊时，小溲依然点滴未通，少腹坠胀难忍，胀甚上逆则欲呕，不思饮食，口干渴而不敢饮水，身有汗而不多。脉象弦滑，舌苔薄白。产后尿潴留2天，水蓄膀胱，清不升而浊不降，清浊混淆，气不化津而湿浊下注，取《伤寒论》五苓散法化膀胱之气，以分利水道。处方：炒白术三钱，云茯苓四钱，川桂枝一钱，猪茯苓、泽泻各三钱，生知、柏各二钱，冬葵子四钱，六一散四钱（包煎）。当嘱浓煎1瓶，每剂只服头煎，取其力专；每4小时即服1次，取其效速。患者于11日中午12时服第1剂药头煎，下午4时服第2剂药头煎，惟每次浓煎时间太长，煎取药汁剂量太少（只约一小茶盅，不足100ml），久煎药性挥发过多，药力不能及，以致尿闭依然不通，仍导尿1次。鉴于以上种种情况，乃嘱煎服第3剂药头煎时，煎药时间不超过半小时，药量不少于大半碗，约250ml。如此按法煎服，患者于当晚8时吃药约3小时后，小溲畅通，药病相当，痛苦立失。到3月12日下午，患者少腹已毫无尿胀感，饮食如常，精神亦好。当诊脉弦缓，舌苔薄白，平脉辨证，正胜邪却之象，仍服原方如前法。当日下午6时第4剂药头煎才入口，夜8时即小溲畅通无阻。自此，产后尿潴留症状消失，遂停药，越1日出院。

【原按】

五苓散中的桂枝，协同白术、茯苓、猪苓、泽泻，开结利水，化气回津，其任甚重，此系画龙点睛之要药。后人有畏桂枝不敢用，从而去之谓之四苓汤，板实不灵，方义尽失，不可轻信。成无己《注解伤寒论》及《金匮玉函经》中五苓散之“桂枝”，“桂”字下无“枝”字，究竟用桂枝还是肉桂？大抵有表证用桂枝，无表证用肉桂。作者临床上多用桂枝，同样取得较为满意的效果。产后尿潴留，一般利尿药往往无效，导尿非根本治疗方法。作者用五苓散加生知母、黄柏、冬葵子、六一散，已治愈多人，特举上一例以资说明而已。五苓散中必用桂枝以化膀胱之气，合知母、黄柏又有滋肾通关、消炎利尿的功效；加冬葵子原系《金匮要略》治疗妊娠有水气、身重、小便不利的葵子茯苓散方；再加以河间六一散以清利湿热，疗效更觉可靠。五苓散原系散剂，卫愈庭说："五苓必为散，以白饮调服，方能多服暖水而汗出始愈，设煎汤而服，则内外迎拒，药口不下，故必服药如法，然后可效。"通过实践，改散为汤，亦有效验。惟水逆证，用散为合适。《伤寒论》："中风发热六七口不解而烦，有表里证，渴欲饮水，水人则吐者，名曰水逆，五苓散主之。"因散剂入口即吐，亦不至全部吐出，数服之后，其效大著。白饮调服，多饮暖水，乃桂枝汤后吸热稀粥，温覆令汗出之义。如非水逆，又无表证，不须汗出者，自不必如法将息了。五苓散应用范围甚广，除《伤寒论》及《金匮要略》记载外，后世用治湿泻、久泻、寒湿内胜之霍乱（指部分肠炎），湿伤脾阳，腹胀身肿等证候有效。笔者出入加减，借治产后尿潴留，又取得了一定的效果。但若津液损伤、阴血亏损之人，口干而尿少者，五苓散当禁。

摘自：陈伯涛．伤寒论古方今用——五苓散治愈产后尿潴留体会．江苏医药，1978（1）：48.

案3　宋同勋大黄甘遂汤案

患者，李某，女，26岁。

1970年11月初诊：第1胎足月横位难产。产后3日，除小腹微胀微肿外，别无不适。后腹胀日重，疼肿加剧。诊脉沉涩，舌质红暗苔滑。腹部压迫难受，少腹与脐周隆起，如孕六七月状。从脐的右上部至脐的左下部有一隆起斜条，按之硬。小便不利，滴漓可下，尚不甚急迫。《金匮要略》载："妇人少腹满如敦状，小便微难而不渴，生后行。此为水与血俱结在血室也，大黄甘遂汤主之。”拟方：川大黄10g，甘遂4.5g，阿胶10g，1剂煎服。服后小便有所增加，仍无大进展。药既稍效，增量而再进。川大黄30g，甘遂6g，阿胶12g，木通15g，1剂。药服后，1日夜尿量大增，腹消而愈。

【原按】

产后尿潴留为产科一急症。初诊，意在以药探病，小量先服，服后有效。遂于二诊时加量追击，并配清热利尿通经的木通作引，使药直达病所。《金匮要略》云：“此水与血俱结在血室，顿服之，其血当下。”但此例服药后小便大利，却未见有血下，原因何在，尚待探讨。

摘自：宋同勋．大黄甘遂汤治愈产后尿潴留．河南中医，1983（4）：30.

案4　聂惠民五苓散案

张某，女，29岁。

患者产时阴道裂伤，缝合后出现尿潴留，排尿困难，遂致尿闭、少腹胀痛。行留置导尿术，治疗3天后，仍不能自行排尿，小便点滴不下，少腹胀满急迫，烦闷不安，苔薄白，脉沉缓无力。证由产时劳伤、膀胱气化不利所致。治宜化气行水，兼以益气，宗五苓散化裁。处方：猪苓、茯苓、泽泻各12g，白术10g，桂枝5g，党参15g，金银花15g，通草6g。水煎服3剂后，尿断续排出；续进5剂，排尿正常。追访5年未复发。

【原按】

产后病多虚多瘀，本例患者属于产后膀胱气化不利，脉象提示气虚，所以治疗以五苓散作为主方化气利水，加党参益气，金银花、通草利水。

摘自：聂惠民．名医经方验案．北京：人民卫生出版社，2009：297.

结　语

产后癃闭，有虚、实之分，虚则补而通，实则泻而通。若脾气虚弱，膀胱失司，宜黄芪桂枝五物汤补而通；若水血俱结血室，宜大黄甘遂汤泻而通；若产后膀胱气化不利，宜五苓散化气利水。

第二十七章 产后呕逆

产后呕逆，由产后阴血不足、虚热扰心犯胃所致。妇人产后气血虚弱，加之育儿哺乳，使津血不断转化为乳汁，故致阴血更为亏耗；阴血不足，必生内热，虚热内扰心神，则心烦意乱；虚热内扰犯胃，则呕恶反胃。

何任竹皮大丸案

华某，女，31 岁。

1979 年 7 月 10 日初诊：产后 3 个月，哺乳。身热（38.5℃）已 7~8 天，偶有寒栗状，头昏乏力，心烦急躁，呕逆不已，但吐不出。察其舌质红苔薄，脉虚数。治以益气安胃为主。按《金匮要略》诊治妇人“乳中虚，烦乱，呕逆”，用安中益气之竹皮大丸。方药：淡竹茹 9g，生石膏 9g，川桂枝 5g，白薇 6g，生甘草 12g，制半夏 9g，红枣 5 枚，2 剂。药后热除，寒栗解，烦乱平，呕逆止。惟略头昏，复予调治痊愈。

【原按】

本例患者产后 3 个月，在哺乳期中出现寒热、呕逆烦乱等症，诊断为产后虚火盛，上逆而呕恶，故用竹皮大丸改为煎剂，以安中益气。竹皮大丸并非补益之品，乃由除烦平逆、清热化气之药组成，包含了平壮火即不食气之意。原方各药配合比例颇为特殊，即在清热药中加一分桂枝以平冲逆，而甘草重至七分，当是安中益气以甘药缓急之意。本案用药量基本参照原方意而化裁，并酌加制半夏以平呕逆。全方药味不多，用量不重，亦取其味薄则通之义，故进药 2 剂，寒栗解，烦乱平，呕逆止矣。

摘自：何任．金匮方临床医案. 中医学报，2012（5）：559-560.

结　语

产后气血亏虚，见烦躁、呕逆，是虚热内生。需除烦平逆，清热化气，用竹皮大丸。

第二十八章 产后身痛

产妇在产褥期内出现肢体关节酸痛、麻木、重着者，称产后身痛，亦称产后遍身疼痛、产后关节痛，或产后痛风，俗称产后风。本病首见《产育保庆集》。

本病的发病机制，主要是产后血虚，经脉失养，亦有因肾虚而致胞脉失养。本病特点是产后肢体酸痛、麻木、重着，局部无红肿灼热，临证时应与风湿热相鉴别。

案1 王占玺薯蓣丸案

平某，女，30岁。

患者平素脾虚胃弱，经常纳谷无味，食欲不振，有时一餐只进一两稀饭，故日渐羸瘦，自觉头晕，心慌气短，四肢疲乏无力，睡眠不好，怀孕后食欲更减，虽服用胃蛋白酶合剂、干酵母片和中药开胃健脾药，但效果均不显。产后20天，自觉腰骶疼痛，日轻夜重，兼有麻木酸胀疲乏之感，于1981年10月21日来诊。查其腰椎、骶椎无侧弯，腰大肌和臀部环跳穴有明显压痛。但按压时不向下肢放射，走路蹒跚，疼痛剧烈，初步诊断为产后腰痛，性质待查。予薯蓣丸原方剂量配丸1料，结合局部按摩，治疗10天后疼痛大减。服药1个月后，纳差食少，头晕、心慌、乏力明显好转，继服2个月，饮食大增，自觉体质逐渐强壮，体重增加，腰骶疼痛和其他诸症已消失痊愈。

摘自：王占玺．张仲景药法研究．北京：科学技术出版社，1984：751-752.

案2　刘渡舟桂枝新加汤案

樊姓妇女，新产之后忽而身痛，曾服生化汤2剂无效。随我实习的学员诊为气血两虚之身痛，用当归、黄芪等补药服之有效，但未痊愈。切其脉沉缓无力，舌淡苔薄白。嘱改用新加汤，3剂而痛止。学员不解其意，余说关键在于桂枝、生姜能使人参、芍药补血之功效作用于体表，补而不滞，又使荣卫作用加强，所以其效更著。

摘自：陈明．伤寒名医验案精选．北京：学苑出版社，2011.

案3　班秀文当归四逆汤案

韦某，女，39岁，技术员。

婚后15年，曾5次堕胎半产，第6胎足月顺产已月余。现头晕，目眩，耳鸣，关节酸疼，指节有麻感，入夜加剧，气短懒言，精神不振，胃纳、二便尚可，脉虚细，苔薄白，舌质淡嫩。证属气血两虚，筋脉失养，治宜养血通阳之法。当归15g，炙黄芪20g，桂枝9g，白芍5g，细辛5g，通草5g，炙甘草5g，大枣10g。每日水煎服1剂，连服3剂。

【原按】

本例多次堕胎半产，且值新产之后，其气血亏虚可知，故以黄芪、当归益气补血，通草行血中之滞，桂枝汤去生姜之辛散而加细辛，取其通血脉而和营卫之意。营卫调和，气血通畅，经脉得养，则疼痛麻木之症可缓解或消除。

摘自：班秀文．班秀文妇科医论医案选．北京：人民卫生出版社，1987.

案4　庞泮池乌头汤合桂枝加附子汤案

曹某，成年。

病史：患者1969年结婚，1970年产第1胎（剖宫产），1974年3月第2胎剖宫产后，腰背疼痛剧烈，四肢发冷，下肢尤甚。经内科治疗，均以产后气血不足，肾气亏损，投大补气血、益肾培元之剂，无显效。于1974年7月转妇科治疗，除予补肾养血外，益以舒筋通络之品，稍见减轻，但久服效亦不显。过去有关节痛、肝炎、菌痢等病史。

初诊：1974年10月4日。四肢冷痛，腰膝酸楚，下肢发冷而痛，影响行动，肌肉刺痛，苔白腻，脉细如丝。考虑病于产后，气血亏虚，宿有痹症，因产后受寒引起复发。寒湿乘虚而入，以本体虚弱，致久恋经络，非大剂辛温，不能透邪外达，而培补之品，反致黏腻，邪无出路。投《金匮要略》乌头汤，散寒通络，佐以温补督脉之品，标本同治。炙麻黄4.5g，桂枝4.5g，赤、白芍各9g，当归9g，制川乌9g，独活6g，桑寄生12g，牛膝12g，黄芪12g，川断9g，淫羊藿9g，7剂。

二诊：1974年10月19日。服药后，关节、肌肉疼痛大为减轻，精神亦见振作。继服上药14剂后，症情基本稳定，又服上方7剂。

三诊：1974年10月25日。改用桂枝加附子汤加减，以巩固疗效。桂枝4.5g，白术9g，党参9g，黄芪9g，防己9g，熟附子9g，淫羊藿9g，川断9g，独活6g，14剂。

四诊：1974年11月8日。服上药后，天气转寒，下半身关节、肌肉酸楚冷痛加剧，因此又改服乌头汤加减。方同10月4日，服14剂。1975年1月18日随访，关节冷痛已瘥。

【原按】

《金匮要略》乌头汤系辛散大热之方，甚少用于产后身痛，但患者舌白脉沉，乃病久阴寒入络之象，故以乌头汤加味。盖不用麻、桂，不能透邪外达；不用乌、附，难获散寒通络之效。若拘泥产后体虚，一意补益，阴寒之邪无外越之机。中医治病贵在辨证，此仅1例而已。

摘自：沈丽君，包来发. 申江医粹续集：妇科名家庞泮池学术经验集. 上海：上海中医药大学出版社，2004：43-44.

结　语

产后身痛多发于冬春严寒季节，与产后多虚、多瘀有关，一般正虚邪实者多。治疗以补气养血、通络止痛为主，在养血之中，应佐以通络之品，以标本同治；祛邪之时，当配养血补虚之品，以助祛邪而不伤正。临证用药，可根据疼痛部位的不同随症加减。若上肢痛，加桑枝、羌活；下肢痛，加牛膝、松节；痛甚肢体屈伸不利者，加海风藤、伸筋草、石楠藤；痛如针刺者，加姜黄、没药、乳香；冷痛明显者，加细辛。总之，务必使气血周流，身痛自愈。

若产后身痛，属气血虚弱，经脉失养，不荣则痛，当益气养血，活血通络，常选用黄芪桂枝五物汤或者桂枝新加汤；若阳气不足，血虚不运，筋脉失于濡养，则应用当归四逆汤加减，温阳补血。

第二十九章 产后血痹

产后出血而致周身麻痹不适、脉象虚弱小紧、面色皖白、舌质淡等血虚象，为产后血痹。多由阳气不足，营卫不和，复感风邪，以致营血运行不畅，闭阻于肌肤。

案1 岳美中黄芪桂枝五物汤案

郭某，女性，33岁。

1973年6月生产，因难产使用产钳，女婴虽取下无恙，但出血量多达1800ml，当场昏迷。在血流不止的情况之下，产院用冰袋止血6个小时，血始止住。极端贫血，血红蛋白3g/L，需要输血，一时不易找到同血型的供血者，只输了400ml。以后自觉周身麻痹不适，医治未效，于6月28日勉强支持来求诊治。患者脉现虚弱小紧，面色皖白，舌质淡，是产后重型血虚，中医诊断为血痹，以黄芪桂枝五物汤补卫和营以治之。处方：生黄芪30g，桂枝尖9g，白芍9g，大枣4枚，生姜18g。水煎，温服。

7月2日二诊：上方服3剂，脉虚小紧象渐去，汗出，周身麻痹已去。惟余左胁及手仍麻，恐出汗多伤津，用玉屏风散加白芍、大枣作汤剂，以和阳养阴。处方：生黄芪24g，白术30g，防风9g，杭白芍9g，大枣4枚。水煎，温服。

7月13日三诊：服上方10剂，汗出止，胁痛愈，右脉有力，左偏小，食指与小指作麻兼微痛，左臂亦痛，是心血仍虚而运行稍滞，用三痹汤治之。本方以养血补气之药祛风散邪，宜于气虚血少而有麻痹症者。处方：生黄芪18g，川续断6g，大独活6g，大秦艽6g，防风6g，辽细辛3g，川当归9g，川芎6g，熟地黄9g，酒炒白芍9g，桂枝9g，云茯苓9g，杜仲炭9g，川牛膝9g，台党参9g，炙甘草6g。水煎，温服。

7月26日四诊：服上方10剂，周身觉有力，食指痛愈。惟左脉仍弱，血虚宜补，予人参养荣丸。

8月1日五诊：左右脉渐趋平衡而仍弱，小指与无名指作痛。按小指内侧，是手少阴心经脉所终，无名指是手少阴三焦经所起，三焦与心包络相表里。从经脉寻求，很明显是心经虚弱，气血难以充周经脉所致，投予生脉散作汤用，以养心气。处方：党参9g，麦门冬9g，五味子9g，水煎服。

9月3日六诊：上方服2周，小指与无名指疼痛消失，所患产后病症已基本痊愈，惟脉仍现虚象，嘱常服人参养荣丸以善后。

【原按】

难产大出血后发生周身麻痹不遂，又见脉象虚弱小紧、面色皖白、舌质淡等血虚之象。岳老诊为血痹，用黄芪桂枝五物汤取得良效，后以补气养血之品，以善其后。

摘自：中国中医研究院. 岳美中医案集. 北京：人民卫生出版社，1978：89-90.

案2　祝谌予葛根汤案

王某，女，28岁，军人。

1978年10月中旬生一男孩，生产时产房不温，产妇感受寒邪，回病房后，盖棉被数床仍不觉温，次日发热，经治疗后热退，但全身酸痛，活动困难，服药无效。产后7日返家途中又觉寒冷，周身疼痛如折，不出汗。邀我往诊，患者面色苍白，室内温度不低，但仍怕冷，呻吟不绝，睡眠不佳，纳食、二便尚可，舌淡，脉弦。诊为产后血虚受风寒，侵及经络，痹而不通，用葛根汤治疗。葛根20g，麻黄5g，桂枝10g，白芍10g，甘草6g，生姜3片，大枣5枚。服药1剂，微有汗出，全身疼痛大减。服3剂后身已不痛，恶寒消失。

二诊：改用调和营卫方以善后。

【原按】

本案患者病发产后，气血不足，络脉空虚，正气无力御邪，外寒乘袭，气血流通不利，故周身疼痛。用葛根汤辛温解表，升腾津液，濡养经脉。需要注意的是，患者系产后血虚，解表必不能过汗，以防气血愈虚导致心悸等变症。故方中麻黄用量很小，且在身痛恶寒消失后立即改用调和营卫方以善后。

摘自：祝谌予．若干古方之今用．中级医刊，1980（9）：63.

案3　马永桢黄芪桂枝五物汤案

郭某，女，25岁，工人。

1983年3月初诊：患者新产1月，因受凉，始见两肩臂疼痛，继而波及肘、腕、指节等关节，局未见明显肿胀。但肢端偏凉，汗出津津，畏寒怕风，苔薄质淡红，脉细。病属产后气血交亏，营卫失调，风寒乘袭，痹阻经络，正虚不能抗邪外达。治拟调和营卫，温经散寒。方选黄芪桂枝五物汤加味。药用：黄芪15g，桂枝10g，赤、白芍各10g，白术10g，防风6g，鸡血藤12g，制川、草乌各6g，秦艽10g，宣木瓜6g，生姜2片，红枣6枚。药后关节疼痛减轻，守原方续进，共服药24剂。肘、腕、指关节等关节疼痛基本消失，惟右肩关节尚有疼痛（与经常俯撑喂乳用力有关）。后因上班，服汤药不便，改服人参荣丸善后调理。

【原按】

本案以气血亏虚为本，风寒乘袭为标，治疗原则采用标本同治，但重在治标。方中以黄芪桂枝五物汤益气和营，配制川草乌、秦艽、木瓜以温经散寒、祛风通络。产后络痹，多以百脉空虚、气血双亏为本，兼以调摄不当，或冒风寒冷湿，外邪乘虚而袭；或因过早劳动，久站久坐，伤及正气，络脉失养所致，一般以体虚邪乘最为多见。故治疗一方面需益气养血，调和营卫以扶其正；一方面还需疏风散邪，温经通络以祛其邪。究以扶正为主，或祛邪为重，还应根据个体情况而别。偏于实者祛邪为急，扶正为次；偏于正虚者，宜扶正为主，祛邪为次。总之，宜揣度其虚实而灵活处理。黄芪桂枝五物汤为《金匮要略》所载之方，主治“血痹，阴阳俱微，外证身体不仁”。本方药物组成即桂枝汤去甘草，加黄芪。方中重用黄芪以补气，桂枝温经散寒通络，两者全用补气温经通络，使桂枝直达病所以祛除外邪。白芍和血敛阴，与桂枝同用，解肌发表，调和营卫。姜、枣既可调和营卫，又具护脾和胃，宜于虚体胃弱者。总之，本方主要效用为补气活血，通阳行痹。本方药少力专，若调配适宜，用于治疗产后络痹，功效卓著。倘症状表现以卫表不固为主，可加防风、白术，以玉屏风散固护卫表；气虚血滞络痹者，加入补阳还五汤，益气活血行痹；阳虚寒甚者，可加鹿角霜、制川草乌，温经散寒；血虚络脉失养者，则宜加入四物汤、归脾汤，养血和络；若肝阴不足，筋脉失养，则宜配伍二至以滋阴润筋；或有气血双亏、络痹瘀滞者，可在补气养血基础上，少佐地龙等虫类药，补中寓通。

摘自：马永桢．产后虚痹治验介绍．南京中医学院学报，1984（2）：37-39.

结 语

《素问》谓："卧出而风吹之，血凝于肤者为痹。"临床上，痹证以肌肉或皮肤麻木不仁为特征。凡营卫不调、气血闭阻之证，可用黄芪桂枝五物汤加减治之；若产后气血不足，络脉空虚，外邪乘虚而犯，宜用葛根汤辛温解表，升腾津液，濡养经脉。

第三十章 产后自汗

产妇产后涔涔汗出，持续不止，称为产后自汗，又称产后汗出不止。本病首见于《诸病源候论·妇人产后诸病候》，载曰："阴气虚弱不复者，则汗出不止。"

新产后容易出汗，尤其在睡中、饮食和活动时，汗出较多。数天内，营卫调和，阴平阳秘，汗出自止，属产后正常生理现象，不作病论。

案1　徐杏甫桂枝加龙骨牡蛎汤案

沈某，女，25岁。

产后汗多已经6天。初生第1胎产时用力较重，出血过多，血虚气弱，以致腠理不密，出汗常湿衣被，日夜淋漓，汗腥气味甚大。症见头昏心悸，神疲乏力，恶露初净，身热汗出仍恶风，舌淡尖红，脉浮芤无力。证属产后百脉空虚，气虚卫气不固，营气从之，而为自汗，寒热恶风自汗，显见营卫不和。法宜和营卫以扶正，调阴阳以固表。桂枝5g，白芍15g，甘草10g，龙骨15g，牡蛎30g，当归15g，黄芪15g，生姜3片，大枣5枚。服药2剂，得微汗出，恶风、身热均减，汗出已少，此营卫渐和，再以八珍归脾调补气血而愈。

【原按】

产后出血过多，淋漓不尽，头眩心悸，此为气血两亏，营卫不和，表阳不固。盖汗为心液，汗血同源，汗出淋漓，心失所养，故头昏、心悸。本方原为调和营卫而设，辛甘发散以助脾阳，令肌腠发出之汗液，与皮毛中原有之汗液混合而出，然后邪透营气调和，则汗出可止。

摘自：徐杏甫．桂枝加龙骨牡蛎汤的临床应用．江苏中医，1982（3）：35.

案2　班秀文桂枝加附子汤案

凌某，女，35岁，服务员。

产后3天，自汗不止，遍身湿透，四肢不温，小腿拘急，恶风寒，小便短少，脉沉细，唇舌白。证属营卫两虚，卫阳不固，拟益气扶阳，调和营卫，敛汗止漏。黄芪30g，制附子（先煎）10g，桂枝9g，当归身12g，白芍5g，生姜10g，大枣10g。水煎服，每日1剂，连服3剂，汗止肢温，嘱用当归生姜羊肉汤调养善后。

【原按】

本例产后自汗不止，汗血同源，阴血亏虚，则损及卫阳，卫外不固，故汗漏不止而恶风。《伤寒论》载："太阳病，发汗，遂漏不止。其人恶风，小便难，四肢微急，难以屈伸者，桂枝加附子汤主之。"

摘自：班秀文．班秀文妇科医论医案选．北京：人民卫生出版社，1987：25.

案3　庞泮池桂枝汤案

（1）施某，25岁。

产后2天，动则自汗如雨，脉虚大无力，苔薄白，舌左侧微剥。产后气血两亏，卫气不固。予以益气养血，固卫止汗。党参9g，黄芪12g，白芍、术各9g，煅龙、牡各15g，浮小麦12g，五味子4.5g，麻黄根9g，当归6g，川芎9g，瓜蒌仁12g（打），火麻仁12g，益母草15g，2剂。药后，神振，汗减，诸恙见轻。

（2）张某，27岁。

1975年5月23日。产后2天，恶风，自汗甚多，心悸头晕，恶露量多，色淡，腹痛不甚，纳食不香，脉细缓，苔白根腻，舌质淡。产后失血过多，气随血脱，表虚则卫阳不固，脾弱则运化无权。当予调和营卫，益气生化，佐以和胃。桂枝4.5g，白芍9g，炙甘草4.5g，炮姜3g，煅龙、牡各15g，党参9g，当归9g，川芎9g，益母草15g，砂仁3g（打，后下），木香4.5g，2剂。

二诊：1975年5月26日。服药后，自汗已减，恶风亦除，恶露不多，纳食欠香，脉细缓，苔薄白。营卫已调，胃气未复，予以益气和胃。党参9g，白术9g，茯苓9g，炙甘草3g，当归9g，川芎9g，炮姜3g，益母草30g，砂仁3g（打，后下），木香4.5g，陈皮4.5g。

【原按】

桂枝汤原为表虚发热、恶风自汗、营卫失调者而设，而产后出现营卫失调，用桂枝汤亦有卓效。但必须有两点症状：一为脉细，苔白，舌质淡，无热象；二为恶风自汗，即使无身热亦可应用。桂枝汤主要作用为调和营卫，因此，不仅外感伤寒可用，杂病表虚自汗者亦可服用。再加龙、牡敛镇，其效益捷。

摘自：沈丽君，包来发. 申江医粹续集：妇科名家庞泮池学术经验集. 上海：上海中医药大学出版社，2004：42-43.

结　语

自汗为产后常见病，其主要病机是气虚不固，迫津外出。治疗原则是益气固表止汗。在辨证的基础上，配伍麻黄根、浮小麦等固涩之品，可增强止汗作用。若卫阳不固，气血亏虚之产后自汗，治宜固表和营敛汗，投桂枝汤加味；若气血两亏，营卫不和，表阳不固，当和营益卫，方用桂枝加龙骨牡蛎汤，使邪透营气和调，汗出自止。

第三十一章 带下病

带下病是指带下量增多，色质气味异常，伴全身或局部症状者。本病以带为名，是因带脉不能约束，带下病古又称“白沃”“赤沃”“白沥”“赤沥”“下白物”等。本病首见于《黄帝内经素问·骨空论》，载曰：“任脉为病，女子带下瘕瘕。”带下有广义和狭义之分。广义泛指所有妇科疾病，即经、带、胎、产等多种疾病；狭义是指妇人阴道内排出白色或淡黄色稀薄或黏稠的液体，绵绵不断。同时有生理、病理之分。健康女子随着发育成熟，阴道内有少量无色无臭的带下分泌，以滋润阴道，此为生理性带下。若带下量多，色质、气味均异常，伴有局部乃至全身症状者，即为病理性带下。

西医学中，阴道炎、宫颈炎等所致的白带增多，属于本病范畴。

案1 班秀文附子汤案

谢某，49岁，已婚。

1974年9月6日初诊：停经2年，经常头晕，肢体倦怠，腰酸，少腹、小腹胀闷。胃纳不振，带下量多，色白，质稀如水，有腥臭气味。大小便正常。脉沉细，苔薄白，舌质淡，边有齿痕。诊断：阳虚带下。辨证：肾阳衰怯，蒸化失常。治则：温肾健脾，佐以固涩。处方：党参15g，熟附片9g（先煎），云苓12g，白术9g，白芍9g，巴戟天9g，益智仁6g，台乌药9g，淮山药15g，桑螵蛸5只。每日水煎服1剂，连服3剂。

二诊：9月9日。带下减少，精神好转，守上方加补骨脂9g，去茯苓之渗利。每日水煎服1剂，连服6剂。

三诊：9月21日。诸症消失，带下正常。脉细缓，舌苔如平。仍守上方加北芪18g，再服6剂。以善其后。

1974年10月15日追访：停药已半月，一切正常。

【原按】

患者七七之年，肾阳衰怯，不能运化水湿，故带下量多，色白，质稀如水，湿浊久停，故有腥臭气味，须防其恶化。其余头晕，肢体倦怠，腰酸，少腹、小腹闷胀，均是元阳虚弱、筋脉失养之候，故取附子汤加巴戟天以温肾健脾。带下本由阳虚而起，故在补养温化之中，加用缩泉丸温肾固涩。治本不忘标，温补之中，有化有涩，促进下元的恢复，从而达到治带的目的。

摘自：班秀文．班秀文妇科医论医案选．北京：人民卫生出版社，1987：167.

案2　班秀文茵陈五苓散案

马某，女，30岁，已婚，农民。

平时带下量多，味臭秽。近日因田间劳作，复为暴雨淋湿，现腰脊酸胀欲折，肢节烦痛，带下量多，质如涕而有臭秽之气，小便短涩，脉缓，苔白黄厚腻，舌质如平。证属湿热下注，兼有外邪，仿太阳蓄水证之法为治。绵茵陈20g，桂枝5g，土茯苓20g，白术9g，泽泻12g，猪苓12g，防风5g，独活5g。每日水煎服1剂，连服3剂。

【原按】

素有带下量多，内湿为重；复淋暴雨，外湿所侵。内外湿合，下注冲任，而致腰脊酸胀，带下加重，非祛水湿不能愈此证也。故用茵陈五苓散，以利内湿；加防风、独活，以去外湿也。内外合治，表里双解，湿无藏匿之所，则带下自止。

摘自：班秀文．班秀文妇科医论医案选．北京：人民卫生出版社，1987：23.

案3　赵明锐防己黄芪汤案

田某，女，45岁。

患带下3年之久，时多时少，曾经多医治疗未见显效。现症：精神倦怠，面色㿠白，自汗恶风，纳呆，便稀，带下清稀不臭，腰部困痛，四肢浮肿，天阴或下雨全身不适。投以防己黄芪汤加桂枝、薏苡仁、茯苓、白术、陈皮、党参等治疗。前后共服20余剂，诸症好转，精神食欲大增，仅有少量白带。以调补脾胃之剂，继服数剂，以巩固疗效。

【原按】

带下有寒、热、虚、实之辨，但每与湿邪相关。本案为阳虚不化，湿邪滞下，又见自汗、恶风之症，符合防己黄芪汤病证，用之果效，体现了中医学“同病异治”的治疗原则。

摘自：赵明锐．经方发挥．北京：人民卫生出版社，2009：149-150.

案4　彭述宪赤小豆当归散案

湛某，女，52岁，工人。

1956年6月12日初诊：阴道流赤白黏液2年，服完带汤、丹栀逍遥散、内补丸等方，带下时多时少。近月病情加重，赤多白少，稠黏气臭，每日换纸多次，小腹疼痛，不可重按，小便短黄，舌质红、苔黄滑厚，脉滑数。证属湿热化毒，下蕴胞宫。治宜清热利湿，活血解毒。用赤豆当归散加味：赤小豆、金银花、败酱草各20g；当归、苡仁、贯众、冬瓜仁各12g。服10剂，阴道仅有少量赤白黏液流出，小腹痛止。然头晕，心慌，体倦，纳差，以原方去贯众，加条参、炒山楂各 9g 以补脾健胃，继进 10 剂，带止体健。

摘自：彭述宪．赤豆当归散临床应用．湖南中医杂志，1993（3）：8.

案 5 柴浩然甘姜苓术汤案

杨某某，女，36 岁，已婚，工人。

1986 年 9 月 26 日初诊：白带量多 1 年余。因工作环境湿冷，带下清稀如水，腰部酸胀如坐水中，小便清长，大便鹜溏，阴道觉冷，小腹不温坠重，面微青白，舌淡、苔少而滑，脉细。此为寒湿侵袭，阳气受伤，不能温煦，带脉不固。治宜温阳散寒，燠土胜水，除湿固带。方用甘姜苓术汤加味：炙甘草 6g，干姜 12g，炒白术 30g，茯苓 30g，熟附子 9g，5 剂。每日 1 剂，开水煎服。后仍以此方为主，随症略作加减，调治而愈。

10 月 2 日复诊：服完上药，白带明显减少，小腹渐温，阴冷已除，大便成形，小便正常。再以上方去熟附子，续服 8 剂，白带及诸症尽除，告愈。

【原按】

甘姜苓术汤乃仲景为寒湿着于肾脏区域及下焦腰部而设，症以身体重、腰冷如坐水中、腹重如带五千钱为主。本案带下清稀如水，腰部酸胀如坐水中，溲清便溏，阴部觉冷，病机亦为下焦寒湿肾着。柴老认为：肾着当属带脉为病，因带脉围身一周，络腰而过，犹如束带。《难经·二十九难》指出："带之为病，腹满，腰溶溶若坐水中。"故选用甘姜苓术汤，温阳散寒，燠土胜水。俾阳复寒散，脾健湿运，带脉束固，白带自愈。

摘自：柴瑞霭．柴浩然运用经方治疗带下病经验举隅．山西中医，1998（5）：2.

案 6 柴浩然真武汤案

裴某某，女，45 岁，已婚，干部。

1978年10月18日初诊：平素带下量多，色白，质稀如水，屡经治疗2年不愈。伴有晨起眼睑微肿，面色虚浮，两足不温微肿，腰酸胀坠，双下肢困软，大便溏薄，小便频数，怯寒、神疲，舌质淡嫩，脉沉细迟。此属脾肾阳虚，阴寒内盛，不能化气行水，水湿下注为带。治当温肾扶阳，健脾利湿。方用真武汤加味：茯苓30g，炒白术24g，生姜15g，炒白芍10g，熟附子12g（开水先煎），炒山药30g，5剂。每日1剂，水煎温服。

10月23日二诊：药后白带尽除，且浮肿消失，小便利，大便调，怯寒、神疲诸症亦除。继用原方以干姜9g易生姜，5剂。隔日1剂，痊愈停药。

【原按】

真武汤是治疗少阴病阳虚水停之方。然柴老认为：只要谨守病机，可广泛用于脾肾阳虚、水气内停等多种病症。本案虽为带下病，但乃一派脾肾阳虚、水气不化之象，水湿内停，下注为带。故取真武汤温肾扶阳，健脾利水。肾主水，脾主湿，水湿并治。俾肾阳恢复，水气得化，脾湿得除，水湿不复为带，则其效可期。

摘自：柴瑞霭．柴浩然运用经方治疗带下病经验举隅．山西中医，1998（5）：1.

案7　夏先福附子粳米汤案

魏某，17岁。

1990年8月初诊：病者13岁时月经初潮，量多色淡，平素带下如水，腰膝酸楚，溲频清澄，乏力，腰以下沉重，食少便溏，求医3年，而无一效。刻诊：脉细弱且濡，舌淡苔白，面色黧黑，少气懒言。证属脾肾阳虚，带脉虚损。处方：附片30g（先煎），半夏15g，党参15g，粳米15g，白术15g，茯苓15g，陈皮15g，大枣15g，鹿角霜20g，乌贼骨20g，肉桂6g。服药5剂，带止。后以肾气丸巩固，其后月经正常。

摘自：夏先福．附子粳米汤妇科运用举隅．河南中医，1992（3）：119.

结　语

带下病是一种以湿邪为主因的常见病，病机为任脉不固，带脉失约，涉及肝、脾、肾三脏。由于带下病是一种症状，许多疾病均可出现，因此应明确病因后，针对病因治疗以提高疗效。辨证重点是依据带下量、色、质气味的特点来辨清脏腑虚实、内湿、外湿。如脾虚湿困之带下为色浊黄如涕如唾，方用茵陈五苓散；肾阳虚之带下清稀如水，方用附子汤，补养温化；阴虚夹湿之带下为色黄或赤白相兼，质稠，治宜养血调肝，健脾化湿，佐行气祛瘀，方取当归芍药散加减；湿热下注之带下黄色或脓性，质黏稠，秽臭，热毒蕴结之带下如脓性或脓血状，伴有恶臭，方用茵陈五苓散或白头翁汤。带下病虽有虚、实之分，但临床全虚者少，以实证或虚实夹杂者多见。健固任带为治疗本病的主要原则。由于带下病范围广，治疗上需内服与外治相结合，若久治不愈或五色带下秽臭，需进一步检查，防止恶化。同时，需重视预防和调护。

第三十二章 梅核气

梅核气，多因七情郁结，气机不畅，气滞于痰凝，上逆结滞于咽喉。肝之经脉从咽喉后侧上行，咽喉又为肺气出入之门户，若肝肺之气郁滞，经脉疏泄及津液布化障碍，则气滞痰凝易结咽喉。

案 1　吴考槃半夏厚朴汤案

赵某，女，32 岁。

主诉及病史：咽中如有物阻，吞之不下，吐之不出，颈转不利，胸闷，脉涩。辨证：此即《金匮要略》所谓“炙脔”是也。治法：半夏厚朴汤加味。处方：半夏 9g，厚朴 9g，茯苓 12g，苏叶 6g，鲜生姜 6g，葛根 9g，黄药子 9g，凤凰衣 3g，3 剂。

二诊：诸恙悉退，嘱怡情悦志，以免复发。原方加绿萼梅 5g，3 剂。

摘自：董建华．中国现代名中医医案精粹．北京：人民卫生出版社，2010：130.

案 2　孙浩铭半夏厚朴汤合半夏泻心汤案

林某，女，23 岁，已婚。

1971 年 5 月 16 日初诊：产后寒热汗出，服药而解。现胃脘胀痛，泛呕酸水，咽喉如梅核梗塞，常喜太息，纳谷不馨。舌苔白滑、质淡有齿痕，脉象弦滑。脉症互参，显系产后痰气郁滞、肝木乘土所致。治宜理气化痰，疏肝和胃。方拟半夏厚朴汤合半夏泻心汤加减。处方：半夏9g，厚朴4.5g，茯苓9g，紫苏叶4.5g，青、陈皮4g（各半），北沙参12g，黄芩4.5g，黄连3g，干姜4.5g，吴茱萸4.5g，生、熟白芍9g（各半），服2剂。

复诊：服药后，咽喉梗塞稍舒，但呕恶未止，心烦食少，胃脘仍感胀满，舌脉同上。仍继前法，理肝气，化痰湿。处方：半夏9g，厚朴6g，茯苓9g，紫苏叶6g，干姜3g，吴茱萸4.5g，砂仁3g（后下），白芍6g，青陈皮4g（各半），李根白皮9g，竹茹9g，麦芽9g，服3剂。

三诊：胃脘胀减，食量稍增，咽喉时感气逆，仍有呕酸。舌苔白滑，脉象细弦。是为痰湿未化，气道失宣。照上方加沉香末1.5g（分吞），服2剂。

四诊：药后咽喉已觉顺利，胃脘已舒，食量亦增，惟时呕水。舌苔薄白，脉细。改予温胃除湿以善其后。处方：苍术9g，厚朴4.5g，陈皮6g，半夏9g，茯苓9g，吴茱萸4.5g，高良姜6g，砂仁3g（后下），乌药9g。

【原按】

梅核气即《金匮要略》所云“妇人咽中如有炙脔”。此证虽属产后病，但病因不离于痰气郁结，故以半夏厚朴汤与半夏泻心汤合方加减，不数剂而告愈。

摘自：孙浩铭. 孙浩铭妇科临床经验. 福州：福建人民出版社，1978：91-92.

结　语

吴谦《医宗金鉴》认为：“此病得于七情郁气，凝涎而生。”梅核气作为情志疾病，单凭“咽中如有炙脔”一症，诊断依据尚不充分，可参考《备急千金要方》所述："胸满，心下坚，咽中帖帖，如有炙肉，吐之不出，吞之不下。"另外，要询问有无情志刺激的诱因和症状。咽中异物感，梅核气和慢性咽炎都有此症，但前者伴有情志抑郁、胸闷叹息等肝肺气郁证，而后者必伴咽干、咽痛以及咽局部红肿等肺热证。本病女子多见，亦可见于男子。临床治疗梅核气多以本方酌加疏肝理气之品，或伍以咸味化痰之药，有助于提高疗效。如肝郁气结，津液不行，积为痰涎，痰气积聚逆于咽喉而成之梅核气，法当行气解郁，化痰降逆，佐以清润开音之品，方选半夏厚朴汤加减或半夏泻心汤。

第三十三章 乳　癖

乳癖是指常见于妇女乳腺组织的良性增生性肿块，以乳房肿块和胀痛为主症，常见于中青年妇女。乳癖可见于西医学的乳腺小叶增生、乳房囊性增生、乳房纤维瘤等疾病。西医学认为乳腺增生症与卵巢功能失调有关，如黄体素分泌减少、雌激素分泌相对增高。

案 1　乔保钧柴胡桂枝干姜汤案

王某，女，39 岁。

1975 年 3 月 21 日就诊：自述乳房胀闷不适已半年余，近 1 个月来发现乳房有肿块，经前乳房胀痛加重，肿块明显胀大，经后乳房胀痛减轻，肿块明显缩小，并随情绪郁闷而加重。伴胸胁胀满，口苦，咽干。六脉弦滑，舌体偏胖，苔白有津。检查乳房左上方有一肿块如核桃大，触之坚韧，略有痛感，推之可移，但边界不清，周围有数个黄豆大小肿块。两腋下有淋巴结不肿大。证属肝郁气滞，痰湿凝结。治宜疏肝清热，温化痰湿，软坚散结。方用柴胡桂枝干姜汤：柴胡、黄芩各 9g，桂枝、干姜各 4.5g，天花粉 21g，生牡蛎 15g，炙甘草 9g，每日 1 剂，水煎服。服上方 20 剂后，两侧乳房肿块全消，自觉症状消失而痊愈。3 年后随访，未有复发。

摘自：陈明，张印生．伤寒名医验案精选．北京：学苑出版社，2011：389.

案 2　许润三四逆散案

和某，女，28 岁。

1991 年 5 月 23 日初诊：主诉：经前双乳胀痛，经期加重 1 年。历次月经来潮前 1 周双乳胀痛，行经期加重，伴胁肋隐痛，素易怒，月经周期准，量中，色暗，有血块，末次月经 1991 年 4 月 20 日。舌质稍暗，苔薄白，脉弦。查体扪及右乳右上象限有一枣核大小包块，质地柔软，有压痛，与皮肤无粘连，皮肤色泽正常。此乃情志不畅，肝气郁结，阻滞胃络不通而致经行乳房胀痛，渐成乳癖。治宜疏肝解郁，方用四逆散加减。用药：柴胡、枳实、白芍、甘草、香附、郁金、川楝子、丝瓜络、菊花、山慈菇、荔枝核、石菖蒲各 10g。服 7 剂后，诸症减轻，继以上方加减 14 剂，肿块消失。

【原按】

此疾多因情志不畅、肝失条达所致。《薛己医案》云："夫乳房属阳明，乳中有核，何以不责阳明而责肝？以阳明胃土，最畏肝木。肝气有所不舒，胃见木之郁，惟恐来克，伏而不畅，气不敢泄而肿硬形成，胃气不敢舒而畏惧之色现，不痛不赤，正见其畏惧也。"刻下患者正值经前期，药用四逆散加减疏肝理气解郁之法，使同舒畅，肝胃和调，症状消除，乳癖消失。

摘自：邵象仪．许润三教授应用四逆散临证举隅．光明中医，1995（5）：30.

结　语

本病多与情志内伤、忧思恼怒有关。足阳明胃经过乳房，足厥阴肝经至乳下，足太阴脾经行乳外。若情志内伤，忧思恼怒，则肝脾郁结，气血逆乱，气不行津，津液凝聚成痰；复因肝木克土，致脾不能运湿，胃不能降浊，则痰浊内生；气滞痰浊阻于乳络则为肿块疼痛。八脉隶于肝肾，冲脉隶于阳明，若肝郁化火，耗损肝肾之阴，则冲任失调。《圣济总录》云：“冲、任二经，上为乳汁，下为月水。”所以本病多与月经周期相关。本病的基本病机为气滞痰凝，冲任失调，病在胃、肝、脾三经。以乳房有形状大小不一的肿块疼痛，与月经周期相关为主要表现的乳房疾病。

若证属肝郁气滞，气血结聚，经脉受阻，结为乳癖者，四逆散加减化裁；若肝郁气滞，痰湿凝结者，治宜疏肝清热，温化痰湿，软坚散结，方用柴胡桂枝干姜汤。

第三十四章 乳 痈

乳痈系乳房红肿疼痛，乳汁排出不畅，所致结脓成痈的急性化脓性病症。多发于产后哺乳的产妇，尤其是初产妇更为多见，发病多在产后2~4周，未分娩时、非哺乳期或妊娠后期也可偶见本病。

时立典小柴胡汤案

王某，女，26岁。

自述口服生麦芽回乳后4天，左乳胀而红肿热痛，体温升高，经医者诊为急性乳腺炎，用抗生素5天，发热稍减而局部病情有加重之势。观其左乳红肿，触之热甚，触压痛。时而恶寒发热，左胁痛，抬手疼重。舌质红，苔黄薄，脉弦数。乳房乃肝经循行之处，断乳后乳汁瘀滞，郁而化火，故发热肿痛。治以疏肝清热，和解少阳枢机。投小柴胡汤加减：柴胡18g，黄芩20g，蒲公英30g，瓜蒌20g，半夏6g（研末冲服），蜂房6g，甘草6g。停用抗生素，上方服9剂而愈。

【原按】

小柴胡汤原用于伤寒邪入少阳，症见往来寒热、胸胁苦满、默默不欲饮食、心烦喜呕、口苦、目眩、咽干，为和解半表半里的主方。但临床用时，不必待其症候全见。仲景明确提出："但见一症便是，不必悉具。"临床观察：在外感和内伤疾病中，只要切中病机，具备其中某一症状，此方均可加减使用。在外感热性病中，表证未罢，里证已见的阶段，应用此方加减能和解之。内伤疾病应用此方加减能开肝胆之郁，推动五脏六腑安和，使阴平阳秘，气血调和，疾病乃愈。

摘自：刘渡舟，赵清理，党炳瑞．当代医家论经方. 北京：中国中医药出版社，1993：418-419.

结　语

本病多因产妇忿怒郁闷、情志不畅、肝气不疏所致，加之饮食厚味、胃中积热、肝胃失和、肝气不得疏泄，与阳明之热蕴结，以致经络阻塞、乳络失宣、气血瘀滞而成痈肿。或因乳头破碎、乳头畸形和内陷、哺乳时疼痛影响充分哺乳，或乳汁多而少饮，或断乳不当、乳汁壅滞结块不散，或因风热毒邪外袭，均可使乳汁瘀滞、乳络不畅、乳管阻塞、败乳蓄积化热而成痈肿。

若因乳汁瘀滞，郁而化火，治宜疏肝清热，和解少阳枢机，投以小柴胡汤加减。

第三十五章 阴 吹

妇人阴中时时有气排出，或气出有声，状如矢气状，谓之阴吹。本病首见于《金匮要略·妇人杂病脉证并治》：“胃气下泄，阴吹而正喧。”临床多见于40岁以上的妇人。

案1 刘天鉴猪膏发煎案

陈妇，42岁，得一隐疾，不敢告人，在家亦不敢外出，偶有客至，则回避于房中，半年不愈。不得已而就诊于予。问其每天有10余次发作，每发则连续不断吹气40~50次，持续1~2分钟，响声很大。按其脉沉细带数；饮食动作皆如常，余无所苦，惟大便干结，3~5日方解一次。《金匮要略》谓：“此谷气之实也，以猪膏发煎导之。”遂照方服用，进服1剂，大便连泻数次，斯症顿愈，信古方之不谬也。

摘自：湖南省中医药研究所. 湖南省老中医医案选·第1辑. 长沙：湖南科学技术出版社，1980：42-43.

案2 杨百茀温经汤案

周某，女，38岁。

1991年11月19日初诊：诉6年前即有前阴出气如后阴矢气之症，常于劳累或受寒之时发生。初不在意，不以为病。未料越发越频，几乎每天发生，有时前阴出气作响数声，尤以卧起动作时为显，苦恼不堪。尝欲求医而难于启齿，隐忍不言。病情至今有增无减。询及他症，前阴寒冷，白带绝无，小腹如扇，隐痛喜按，胃脘冷痛，得温则减；手足心热，口干欲热饮，小便清长，大便稀溏。4 年前曾做人工流产，继而月经失调，量少色淡。今年 1 月以来，经闭不行。症见：形体瘦小，面色晦暗，精神萎靡，四肢不温，舌质淡红，苔薄白，脉沉细弱。病为阴吹，乃冲任虚寒、阴寒之气下出前阴所致。治以温经散寒、调补冲任之法。方用温经汤化裁：吴茱萸、炙甘草各 6g，桂枝、川芎、桃仁、党参、法半夏各 10g，当归、鹿角霜、白芍、丹参各 15g。水煎服，日 1 剂。服药 7 剂，阴吹次数减少，继进 14 剂，阴吹告愈，且月经来潮，余症亦相继消除或减轻。原方随症调整，续服数剂以善其后，随访 1 年，阴吹未发。

摘自：戴天木. 杨百茀经方新用 2 则. 国医论坛，1993（1）：17.

案 3 班秀文芍药甘草汤案

韦某，女，34 岁，教师。

多次人工引产，生产 2 胎。现头昏耳鸣，肢体困倦，腿膝乏力，口干不欲饮，经行错后，量少，色淡，大便干结，3~5 日一解，小便正常。经常前阴出气有声，如放屁样，无臭味，每日发作次数不等，多则 10 余次，少则 3~5 次。脉细弱，唇舌淡白。证属血虚风动，以养血柔肝、缓急和中为治。归身 15g，白芍 30g，首乌 15g，生甘草 15g。每日水煎服 1 剂，连服 3 剂。

【原按】

本例多胎之后，津血亏虚，风木失养，肝主风而脉络阴器，血虚风动于下，故前阴有声如矢气，血虚则失于濡养，故大便干结、头晕耳鸣诸症从生。仿《伤寒论》酸甘化阴之芍药甘草汤，养其肝阴，缓其肝气，复加当归身、首乌加强养血滋阴之功，阴血恢复，肝木得养，疏泄功能正常，则阴吹自停。

摘自：班秀文．班秀文妇科医论医案选．北京：人民卫生出版社，1987：27.

结　语

阴吹多见于中年妇女，若有阴吹，但无其他不适，则不必治疗，可自行痊愈。若阴吹频作，不能自愈，可予以辨证治疗。本病以虚证多见，辨证时结合大便通畅与否来辨清是津液亏损还是脾胃虚弱，分别采用益津液、健脾胃等治法。

若冲任虚寒，阴寒之气下出于前阴，治以温经散寒、调补冲任，方用温经汤化裁；若证属血虚风动，治以养血柔肝、缓急和中，方用芍药甘草汤。

第三十六章 阴 挺

妇女子宫下脱，甚则挺出阴户之外，导致会阴道壁膨出。前者为子宫脱垂，后者为阴道壁膨出，统称为阴挺，又称阴菌、阴脱。因多发生在产后，故又有“产肠不收”之称。

案1 伍炳彩当归芍药散案

梅某，女，26岁。

1989年10月5日初诊：自述已分娩2个月，分娩后即觉子宫突出，站立时在阴道口外约1.5cm，自以为满月后会自动上收，谁知满月后仍然脱出，伴小腹隐痛不舒，喜按，口稍渴，面红，饮食正常，大便软，小便短，色黄，脉细弦。曾用补中益气汤加味5剂，药后自觉不适，口干口苦，子宫下垂仍然，乃来我处诊治。因思此乃肝脾不和、湿热内停，以至带脉不约，遂用当归芍药散加味。当归10g，白芍15g，白术10g，泽泻10g，云苓10g，川芎5g，枳壳10g。嘱服5剂，每日1剂。

1989年10月11日复诊：药后腹痛减轻，子宫下垂略有好转。继服5剂，以后患者又来诊2次，用药后全身症状逐渐减轻，子宫下垂好转。前后共服药20剂，诸症全消。

摘自：伍炳彩，伍建光．金匮要略方的临床应用．江西中医药，2001（1）：4.

案2　许润三四逆散案

聂某，女，30岁。

1990年1月4日初诊：主诉：小腹坠痛近2年。患者近2年感小腹发坠，尿频，过累后加重，素倦怠乏力，纳差，面色无华，形体消瘦，怀孕1次，于1988年足月顺产一男婴，其婴初生体重2.7kg。近日妇科体检发现子宫脱垂，余未见异常。苔薄白，脉沉细。西医诊断：子宫脱垂。中医诊断为阴挺。此属中气下陷，治宜益气升提，疏肝和胃。方药：四逆散加味。用药：柴胡、枳实、白芍、炙甘草各10g，葛根、山药各20g，白术5g，茯苓15g，黄芪50g。连服42剂，诸症消失，效不更方，仍守上方加减30剂后好转，子宫恢复正常。

【原按】

子宫脱垂的病机主要为脾胃气机升降失调，肝主疏泄，其性调达。升则气机调畅，脾胃得助。该患者病证宜疏木扶土、升阳举陷，故用四逆散调达气机，疏肝和胃。黄芪、葛根益气升阳举陷，鼓舞胃气；柴胡、白芍、炙甘草疏肝和胃；山药、白术、茯苓健脾益气。诸药配伍，使肝气平和，脾胃和调，升降有司，中气充裕，升举有力，下垂之子宫自归其位。

摘自：邵象仪．许润三教授应用四逆散临证举隅．光明中医，1995（5）：30.

结　语

阴挺主要由产伤或产后调理不当，导致冲任不固，统摄无力。若阴挺属中气下陷，治宜益气升提、疏肝和胃，方用四逆散加味；若肝脾不和，湿热内停，以至带脉不约，方用当归芍药散加味。临床辨证论治首先要辨明子宫下移的程度：治疗Ⅰ度脱垂者，以益气升提、补肾固脱为主；治疗Ⅱ度、Ⅲ度脱垂者，宜结合西医方法。本病以预防为主，包括正确处理各产程和做好产褥期保健。

第三十七章　阴　痒

女子外阴或阴道内瘙痒，甚至痒痛难忍，或伴带下量多，称为“阴痒”，亦称“阴门瘙痒”。本病首见于《肘后备急方》。

西医学的外阴炎、阴道炎、外阴白色病变、外阴湿疹等疾病属于本病范畴。

案1　高式国五苓散案

李姓媪，年50余。

阴道奇痒，多处治无效。其女曰曾患糖尿病，今糖尿病减轻，痒症未愈反而加重。诊其脉沉数有力，乃湿热下注、瘀而毒化也。尿当浊，问其果然。以五苓散加知、柏、滑石、地骨皮、木通、贯众、木贼、蒺藜之类，煎汤服。3日后来复诊，曰症大减，仅溺时有微痛。其脉仍数而力减。仍与前方加减之，去白术改苍术，加土茯苓一两，竟愈，母女俱喜。余窃自思之，治病苟得其理，则难者亦易，若不求其理，而专泥古方，碰巧见效如桴鼓，碰不巧，则欲出无门矣。

【原按】

本案阴痒因湿热循肝经下注阴器而发病，其辨证要点为阴部奇痒难忍，带下量多，色黄如脓。故本例用知、柏、滑石、地骨皮、木通、茯苓、泽泻、猪苓等清利湿热，杀虫止痒。

摘自：董建华．中国现代名中医医案精粹．北京：人民卫生出版社，2010：443

案 2　赵明锐苦参汤案

梁某，女，35 岁。

患者带下注 3 年之久，近 1 年来加重，并发外阴瘙痒难忍。经妇科检查，诊断为“滴虫性阴道炎”。经用甲硝唑等治疗 2 个疗程，效果不明显。后用苦参汤熏，每晚熏 1 小时，兼服清热利湿之中药。2 周后，带净痒止。又经妇科数次检查，阴道未见滴虫，而且炎症也愈。

【原按】

苦参清热燥湿、解毒杀虫之功甚佳。

摘自：赵明锐．经方发挥. 北京：人民卫生出版社，2009：55.

结　语

本病为临床常见病证，因肝经湿热、阴虚血燥而发病。湿热下注，虫蚀作痒，或血虚精亏，阴部失养为本病之病机。若因湿热下注所致，外用苦参汤熏洗或五苓散加味治之。病位在阴部，但与肝、脾、胃三脏有密切关系。由于阴痒是一种症状，可由多种疾病所致，在诊断上需辨明病因以提高疗效。辨证重点在于根据阴痒、白带特点及全身症状，分清虚实。一般来说临床上实证多、虚证少，而实证以中青年患者为多，虚证常见于老年患者。本病治疗以止痒为主，运用外洗、外用药、针灸等方法治疗的同时，兼用内服药，往往有显著的疗效。同时必须注意预防与调护，预防为主，防治结合。

第三十八章　脏　躁

凡妇人精神忧郁，情志烦乱，哭笑无常，呵欠频作，称为“脏躁”。本病首见于《金匮要略》：“妇人脏躁，喜悲伤欲哭，象如神灵所作，数欠伸，甘麦大枣汤主之。”

西医学的癔病可按本病论治。

案1　陈伯涛甘麦大枣汤案

吴姓，18岁，女，船民。

时届炎夏，挥汗如雨，忽而雷阵雨大时作，迅雷不及掩耳，顿时手足抽搐，惊惕不安。始而悲伤欲哭，继又喜笑无常，象如神灵所作，合家惶恐，急来求诊。即进甘麦大枣汤另加龙骨、牡蛎，其剂量当时均各重用至1两。1剂知，2剂已，药病相当，迅速痊愈。

【原按】

甘麦大枣汤原有养心气、缓急迫之专长，加龙骨、牡蛎以增强宁心安神作用，故其药到病除。近年来如遇类似此等症候，每于上方再加酸枣仁、柏子仁、紫丹参，相互配伍，则疗效更好。

摘自：陈伯涛．陈伯涛仲景方与临床．北京：人民军医出版社，2009：90.

案 2　王占玺酸枣仁汤合甘麦大枣汤案

患者陈某，女，61 岁。

10 年来性情急躁，神不自主，自诉心下可摸拳头大包块，每次发作前病块上窜，有似跳出咽喉感，继之哭笑发作，每次发作与精神刺激有关，全身疼痛睡眠不佳，多梦不易入睡，不思饮食。此次发作问话不答，颇有对正常话听不懂之意。经某医院检查心肺正常，考虑为“症状性精神分裂症”。舌赤无苔，脉象两关弦甚。证属阴虚烦躁，虚烦不眠。治以甘麦大枣汤合酸枣仁汤加减。浮小麦 25g，菖蒲 6g，橘红 3g，清半夏 3g，甘草 6g，大枣 4 枚，知母 6g，炒枣仁 25g，朱茯神 12g。服药 5 剂，睡眠良好，已无哭笑发作、尿黄，舌脉同前。宗前方加玉竹 10g，车前子 10g。又进 1 剂，诸症悉除。继以前方 4 剂共为细末，炼蜜为丸，每丸重 10g，早、晚各服 1 丸，以缓固其本。

【原按】

此例患病 10 年，久病多虚，肝血不足，阴虚阳亢，虚火上扰神明，神不守舍则失眠、脏躁。梅核气一症，属气结痰凝者为多，但此证为虚火上灼咽喉所致。方用甘麦大枣汤和中缓急，辅以酸枣仁汤养阴安神，使阴生阳平，神安病除。

摘自：孙德华．王占玺老中医运用酸枣仁汤的经验. 黑龙江中医药，1985（4）：3-4.

案 3　钱伯煊甘麦大枣汤案

张某，女，41 岁，已婚。

初诊：1976 年 5 月 20 日。1972 年 10 月，因子宫内膜异位症，行子宫全摘术，并将左侧卵巢切除。术后经常虚汗淋漓，手足浮肿，心悸失眠，悲伤欲哭，周期性发作，每在月中，心烦懊恼，到处乱跑，烘热阵作，胸闷泛呕，纳少寐差，右胁胀痛，二便频数，舌苔薄黄腻，脉象沉细。病由心肾两虚，肝胃不和，治以益心肾、和肝胃。处方：甘草6g，淮小麦15g，大枣6枚，茯苓12g，合欢皮12g，麦冬9g，橘皮6g，扁豆9g，制香附6g，川断12g，9剂。

二诊：6月10日。服上方9剂，诸恙均见好转，睡眠亦较前安宁，二便正常，舌苔淡黄腻，脉象沉细。治以健脾，宁心，疏肝。处方：党参12g，茯苓12g，甘草6g，淮小麦15g，大枣6枚，麦冬9g，旋覆花6g（包煎），橘皮6g，莲肉12g，竹茹9g，9剂。

三诊：7月1日。服药后，诸恙均见改善，上月中旬患病时，紧感心烦胸闷，已不乱走。目前症状：头晕头痛，面浮肢肿，右胁作胀，口渴喜饮，大便偏稀，日1~2次，两腿酸痛，舌苔薄白，边有齿痕，脉象细软。治宜健脾宁心，疏肝益肾。处方：甘草6g，淮小麦15g，大枣6枚，党参12g，茯苓12g，山药12g，橘皮6g，木香6g，白芍9g，川断9g，9剂。

【原按】

此例属于西医学更年期综合征范畴。患者于手术后，心悸失眠，烘热自汗，神志不宁，悲伤欲哭，四肢浮肿，二便增多，为阴气受伤、阳气偏亢所致。根据《金匮要略》治脏躁方法，采用甘麦大枣汤加味，治疗3个月，诸恙渐愈。

摘自：中医研究院西苑医院．钱伯煊妇科医案. 北京：人民卫生出版社，1980：132-133.

案4　黄德彰甘麦大枣汤案

病员女性，20岁，未婚。

1978年6月4日，其母因公来成都代述：几月前逐渐发现手足汗多，身体汗不多，头发脱落多，自觉心烦心慌，双目胀有外突感，眠差，食量大且易饥，月经尚可，大便常干，2~3日一解，有时腕膝关节痛，但素无风湿病史，经常心累心悸，有时自己无故哭笑，目喜闭，一般神识清楚。诊为甲状腺功能亢进，服过中西药镇静剂无效。据上述症状诊为心、脾、肝三阴经虚，阴不守阳的脏躁症。遵仲景《金匮要略》以甘麦大枣汤法，佐以疏肝运脾活络之品施治。甘草9g，大枣7个（破），麦麸皮24g（布包，先煎数沸，再加余药同煎），决明子15g，青葙子15g，青木香9g，珍珠母粉15g，元参15g，桑叶21g，蚕沙12g，秦艽9g，麦芽24g，焦山楂15g，夜交藤30g，煎服。7月22日收到病员父亲的来信：腹胀眼突感觉全好；食欲正常，不像以前易饥多食；情绪安定，急躁现象大有好转；大便每日1次正常；睡眠正常；手足出汗已近好。本方先服2剂，停3~4天又服，共服6剂。服药期间只感瞌睡多，无其他不良反应。

摘自：成都中医学院老中医经验整理组．成都中医学院老中医医案选．成都中医学院内部资料，1980：5.

案5　黄绳武甘麦大枣汤案

袁某，女，53岁。

初诊：1983年11月12日。自去年开始出现郁闷，焦虑，沉默不语，悲伤欲哭，甚至不愿外出见人。颜面潮红，心慌，烦躁，坐卧不安，失眠，有时接连几个晚上不能入睡，伴头昏、耳鸣、胸闷，上身麻木，肢软无力，烦躁汗出，汗后畏冷，口麻无味，纳谷不香，时作呃逆，口干不欲饮，大便干，小便黄，已绝经4个月，舌质淡，苔薄，脉细。曾生育4胎，自然流产2胎，人流3胎。此肝肾不足，热扰心神。治宜补肝肾阴虚不足，泻心火亢盛有余。小麦30g，大枣4枚，甘草6g，百合24g，生地20g，柏子仁10g，五味子6g，麦冬15g，石决明30g，丹参15g，琥珀4.5g，夜交藤30g，牡丹皮10g。服上方5剂，症状改善不明显；服10剂后，郁闷、悲伤、烦躁减轻；服15剂后，诸症均有所减轻，嘱其再服10余剂以巩固疗效。

摘自：梅乾茵．黄绳武妇科经验集．北京：人民卫生出版社，2004：215-216.

案6　步玉如甘麦大枣汤案

巩某，女，42岁。

初诊：1985年4月20日。主诉及病史：由于精神受刺激，自1976年以来胆小易惊，烦急易怒，哭笑无常，自觉气逆上冲，全身及头部麻木疼痛。经前诸症加剧，睡眠不实，纳差少食，大便燥结不畅。诊查：舌苔黄，脉弦小。辨证：脏躁。治法：拟甘麦大枣汤合温胆汤加味。处方：竹茹30g，生姜10g，云苓16g，法夏10g，陈皮10g，炒枳壳10g，炙甘草10g，浮小麦30g，大枣8枚，炒秫米12g。

二诊：9月6日。自诉服前方药1剂，大便即变软；服药4剂哭笑无常止。近缘家中事故，眠差、心烦、纳少复作。脉仍弦滑，舌苔黄腻。证属肝气上逆，心胆郁热，治拟清化镇抑，平肝安神。处方：竹茹30g，生姜10g，茯苓16g，法半夏10g，陈皮10g，枳壳10g，甘草10g，浮小麦30g，大枣8g，荷叶3g，合欢皮10g，珍珠母30g，白蒺藜12g，野菊花12g，山栀10g，夏枯草10g，莲子心10g。药后未见复诊。

摘自：董建华．中国现代名中医医案精粹．北京：人民卫生出版社，2010：385.

案7　宋孝志桂枝加龙骨牡蛎汤案

陈某，女，56岁。

初诊：1992年2月21日。主诉及病史：1个月前在辅导侄儿功课时，因其侄儿突然晕厥而心情紧张，顿时汗出如洗，后即心中烦乱，精神恍惚。立即被家人送至医院。经治疗症状无明显好转，时悲伤欲哭，心烦欲喊。发作时先以汗出为兆，发作后汗止则四肢无力，不能看数字，否则即头眩欲厥。2周前外院拟诊为“反应性精神病”。经服镇静及催眠药物治疗，症状虽有减轻，但嗜睡，噩梦繁杂，日间喜独居，时有肌肉瞤动，口干，口渴，饮水数盏方息。经人介绍前来医治。诊查：神情呆板，语言失序，叙述病情时悲哭不禁，两手发抖。舌质红，苔黄少津，脉沉细。辨证：汗为心液，猝惊伤心，心气内虚，不能敛津，汗泄耗伤心阴。病为惊汗脏躁。治法：滋阴敛汗，调和营卫，镇摄浮阳。方以二加龙骨牡蛎汤加味。处方：白薇12g，炮附子9g，生龙骨15g（先煎），煅牡蛎15g（先煎），白芍12g，炙甘草9g，生姜3片，大枣6枚，7剂。

二诊：汗出发作次数减少，虽有心烦，但欲呼欲喊之症已平，能外出活动，但不喜见人。即于方中加草决明15g，当归9g以清肝通络，7剂。

三诊：诉因家中来客说话多些而复作汗出濈濈，心中懊恼，不可名状。脉弦细。上方去炮附子、生姜，加杏仁6g，茯苓12g，7剂。

四诊：病人言和气爽，自诉前症均已平，惟夜寐多梦。方中去白芍、白薇，加炒枣仁15g，炒山楂12g以养血安神定志，7剂。

五诊：药后，每日能坚持为其侄儿辅导功课2小时。但思考问题过多时而感觉胸闷、胸痛。改用下方：茯苓12g，杏仁9g，炙甘草9g，煅龙、牡各15g，炒枳实12g，炒枣仁15g，红花3g，柏子仁9g。嘱连服药14剂，以调气和血，养心益志，宣痹畅络。

摘自：董建华．中国现代名中医医案精粹．北京：人民卫生出版社，2010：334.

案8 宋孝志防己黄芪汤案

赵某，女，43岁。

初诊：1991年7月12日。主诉及病史：3年前因患子宫内膜异位症行子宫及卵巢部分切除术后，情绪不宁，神思恍惚，多疑，多虑，烦躁不安，失眠多梦，肢体酸楚，稍事劳作即心慌气短。在外院诊断为“卵巢早衰”，长期服用镇静药。近日新感，更添上身汗出不已，下身无汗，肌肤紧张如束，易激动，以掷摔毁物为快，家人见其常自言自语。诊查：就诊时情绪激动，语言繁琐，喋喋不休。舌质暗红，苔黄腻，脉沉细。辨证：因术后血虚，心肝失养，肝肾不足，以致风邪入脏。治法：养血祛风。以防己地黄汤加减治之。处方：防己 12g，干地黄 45g，防风 9g，苍术 12g，茯苓 12g，6 剂。

二诊：药后双下肢已有汗出，肌紧肢胀感减轻。舌苔转薄黄。遂作以下处方：干地黄 60g，防己 12g，防风 12g，桂枝 9g，茯苓 12g，炙甘草 6g。嘱其将地黄先以酒泡 24 小时，再入药煎，6 剂。

三诊：肌肉紧张感完全消失，心情平静，夜能成寐，偶有惊恐感。将上方中地黄加至 90g。嘱连服药 1 个月，以善其后。

摘自：董建华．中国现代名中医医案精粹．北京：人民卫生出版社，2010：334-335.

案 9　周筱斋甘麦大枣汤案

王某，女，已婚。

主诉及病史：心悸，眩晕，恐惧，时而战栗，发时卧床震摇，咯咯作响，头痛，失眠，寐则多梦，自汗，胸闷，纳差，大便偏干，间日或数日一行，历时数月，症情不减，剧时甚则 1 日数次战栗。进诸药未效。诊查：舌淡，脉细。辨证：据症乃作“脏躁”而论。治法：拟甘麦大枣汤为主方，随症加味，先后加入枣仁、柏子仁、夜交藤、代赭石、太子参、茯神、磁朱丸等药。5 剂得效，约服至 20 剂时，战栗得止，饮食增加，睡眠良好，逐渐恢复正常劳动。4 年后因其他疾病来院诊治，言及恙未再发。

摘自：董建华．中国现代名中医医案精粹．北京：人民卫生出版社，2010：121.

结 语

脏躁者，乃脏阴不足、有干燥躁动之象。本病发生的病因病机，与患者体质因素有关。如素多抑郁，忧愁思虑，积久伤心，劳倦伤脾，心脾受伤，化源不足，脏阴更亏；或因病后伤阴，或因产后亡血，使精血内亏，五脏失于濡养，五志之火内动，上扰心神，以致本病。本病以情志异常为辨证依据，治疗以滋养心脾为原则。故虽有火而不宜清降，有痰而不宜温化，当以甘润滋养之法为主。

若证属心肺阴虚、肝郁血虚，方用百合地黄汤润养心肺，甘麦大枣汤调补心脾，酸枣仁汤养肝阴清热，安神宁心；若证属肝阴不足，予酸枣仁汤或甘麦大枣汤。

下篇

常用经方篇

肾气丸

【组成】干地黄八两　薯蓣四两　山茱萸四两　泽泻　牡丹皮　茯苓各三两　桂枝一两　附子（炮）一两

【用法】上八味，末之，炼蜜和丸梧子大，酒下十五丸，加至二十五丸，日再服。

【功效】生肾气，利水气。

【主治】

1. 崔氏八味丸：治脚气上入，少腹不仁。（《金匮要略》第五）

2. 虚劳腰痛，少腹拘急，小便不利者，八味肾气丸主之。（《金匮要略》第六，15）

3. 夫短气有微饮，当从小便去之，苓桂术甘汤主之；方见上。肾气丸亦主之。（《金匮要略》第十二，17）

4. 男子消渴，小便反多，以饮一斗，小便一斗，肾气丸主之。（《金匮要略》第十三，3）

5. 问曰：妇人病，饮食如故，烦热不得卧而反倚息者，何也？师曰：此名转胞，不得溺也，以胞系了戾，故致此病。但利小便则愈，宜肾气丸主之。（《金匮要略》第二十二，19）

【方解】

柯琴曰：命门之火，乃水中之阳。夫水体本静，而川流不息者，气之动，火之用也，非指有形者也。然火少则生气，火壮则食气，故火不可亢，亦不可衰。所云火生土者，即肾家之少火游行其间，以息相吹耳。若命门火衰，少火几于熄矣，欲暖脾胃之阳，必先温命门之火，此肾气丸纳桂附于滋阴剂中十倍之一，意不在补火，而在微微生火，即生肾气也。故不曰温肾，而名肾气，斯知肾以气为主，肾得气而土自生也。且形不足者，温之以气，则脾胃因虚寒而致病者固痊，即虚火不归其原者，亦纳之而归封蛰之本矣。（清·吴谦等《医宗金鉴·删补名医方论》）

【名家拓展应用】

若阳气不足或肾精亏虚，冲任损伤，出现月经过多、月经过少、月经先期、月经后期、崩漏、痛经、闭经等多种月经病，多以肾气丸加减化裁治疗，如梅国强、丁启后治疗月经不调，周夕林治疗不孕症。

半夏厚朴汤

【组成】半夏一升　厚朴三两　茯苓四两　生姜五两　干苏叶二两

【用法】上五味，以水七升，煮取四升，分温四服，日三夜一服。

【功效】行气散结，降逆化痰。

【主治】

妇人咽中如有炙脔，半夏厚朴汤主之。（《金匮要略》第二十二，5）

【方解】

咽中如有炙脔，谓咽中有痰涎，如同炙肉，咯之不出，咽之不下者，即今之梅核气病也。此病得于七情郁气，凝涎而生。故用半夏、厚朴、生姜，辛以散结，苦以降逆，茯苓佐半夏，以利饮行涎，紫苏芳香，以宣通郁气，俾气舒涎去，病自愈矣。此证男子亦有，不独妇人也。（清·吴谦等《医宗金鉴·订正仲景全书金匮要略注》）

【名家拓展应用】

妇人杂病多因虚、积冷、结气三因所致，而结气尤为诸恙之本。肝气郁结，痰湿内生，阻滞经脉，气血不行，病及冲任，则月经不按时而至，或闭止，而不孕，多见胸胁胀满、头晕目眩、咽中有异物感、吐之不出、咽之不下、经期腹痛、月经不调、婚后久不孕育、脉多沉弦、舌苔薄白等症。治拟顺气散结，可试用半夏厚朴汤。

半夏泻心汤

【组成】半夏半升（洗） 黄芩 干姜 人参 甘草（炙）各三两 黄连一两 大枣十二枚（擘）

【用法】上七味，以水一斗，煮取六升，去滓，再煎取三升，温服一升，日三服。

【功效】和中降逆，消痞散结。

【主治】

1. 伤寒五六日，呕而发热者，柴胡汤证具，而以他药下之，柴胡证仍在者，复与柴胡汤。此虽已下之，不为逆，必蒸蒸而振，却发热汗出而解。若心下满而硬痛者，此为结胸也，大陷胸汤主之；但满而不痛者，此为痞，柴胡不中与之，宜半夏泻心汤。(《伤寒论》，149)

2. 呕而肠鸣，心下痞者，半夏泻心汤主之。(《金匮要略》第十七，10)

【方解】

痞者，满而不实之谓。夫客邪内陷，即不可从汗泄，而满而不实，又不可从下夺，故惟半夏、干姜之辛，能散其结；黄连、黄芩之苦，能泄其满；而其所以泄与散者，虽药之能，而实胃气之使也；用参、草、枣者，以下后中虚，故以之益气，而助其药之能也。(清・尤怡《伤寒贯珠集》)

【名家拓展应用】

孙浩铭应用此方治疗妊娠恶阻，合半夏厚朴汤治疗妇人梅核气。

奔豚汤

【组成】甘草　川芎　当归各二两　半夏四两　黄芩二两　生葛五两　芍药二两　生姜四两　甘李根白皮一升

【用法】上九味，以水二斗，煮取五升，温服一升，日三夜一服。

【功效】清泻肝胆，养血和胃。

【主治】

奔豚，气上冲胸，腹痛，往来寒热，奔豚汤主之。(《金匮要略》第八，3)

【方解】

此奔豚气之发于肝邪者，往来寒热，肝脏有邪而气通于少阳也。肝欲散，以姜、夏、生葛散之；肝苦急，以甘草缓之；芎、归、芍药理其血；黄芩、李根下其气。桂、苓为奔豚主药，而不用者，病不由肾发也。(清·尤怡《金匮要略心典》)

【名家拓展应用】

曹颖甫、俞长荣应用奔豚汤治疗妇人气上冲胸之奔豚症，效显。

鳖甲煎丸

【组成】鳖甲十二分（炙）　乌扇三分（烧）　黄芩三分　柴胡六分　鼠妇三分（熬）　干姜三分　大黄三分　芍药五分　桂枝三分　葶苈一分（熬）　石韦三分（去毛）　厚朴三分　牡丹五分（去心）　瞿麦二分　紫葳三分　半夏一分　人参一分　䗪虫五分（熬）　阿胶三分（炙）　蜂窠四分（熬）　赤硝十二分　蜣螂六分（熬）　桃仁二分

【用法】上二十三味，为末，取煅灶下灰一斗，清酒一斛五斗，浸灰，候酒尽一半，着鳖甲于中，煮令泛烂如胶漆，绞取汁，纳诸药，煎为丸，如梧子大，空心服七丸，日三服。

【功效】活血消积，化痰散结。

【主治】

病疟，以月一日发，当以十五日愈；设不瘥，当月尽解；如其不瘥，当云何？师曰：此结为癥瘕，名曰疟母，急治之下，宜鳖甲煎丸。(《金匮要略》第四，2)

【方解】

病疟之由，不外寒热，早用加减小柴胡汤，何至十五日一月而始愈。况一月不瘥，结为癥瘕之说，尤不可信，此传写之误也。疟母之成，多在病愈之后，岂有疟未瘥而成疟母者？此痞或在心下，或在脐下，大小不等，惟鳖甲煎丸方至为神妙，或半月而消尽，或匝月而消尽。予向治朱姓板箱学徒，及沙姓小孩亲验之。盖此证以寒疟为多，胎疟亦间有之，他疟则否。北人谓疟为血寒，南人谓无痰不成疟，二者兼有之。脾为统血之脏，脾寒则血寒，脾为湿脏，湿胜则痰多，痰与血并，乃成癥瘕。方中桃仁、䗪虫、蜣螂、鼠妇之属以破血，葶苈以涤痰，君鳖甲以攻痞，而又参用小柴胡汤以清少阳，干姜、桂枝以温脾，阿胶、芍药以通血，大黄、厚朴以调肠胃，赤硝、瞿麦以利水而泻湿，疟母乃渐攻而渐消矣。细玩此节文义，当云：病疟结为癥瘕，如其不瘥当云何？师曰：名曰疟母，当急治之，以月一日发，当十五日愈，设不瘥，当月尽解，宜鳖甲煎丸。(清·曹颖甫《金匮发微》)

【名家拓展应用】

此方药物繁多，马剑云运用此方治疗子宫肌瘤，经期合并少腹逐瘀汤，收效显著。

柴胡桂枝干姜汤

【组成】柴胡半斤　桂枝三两（去皮）　干姜二两　栝楼根四两　黄芩三两　牡蛎二两（熬）　甘草二两（炙）

【用法】上七味，以水一斗二升，煮取六升，去滓，再煎取三升，温服一升，日三服。初服微烦，复服汗出便愈。

【功效】和解少阳，温化水饮。

【主治】

伤寒五六日，已发汗而复下之，胸胁满微结、小便不利，渴而不呕，但头汗出，往来寒热，心烦者，此为未解也。柴胡桂枝干姜汤主之。（《伤寒论》，147）

【方解】

《内经》曰：热淫于内，以苦发之。柴胡、黄芩之苦，以解传里之邪；辛甘发散为阳，桂枝、甘草之辛甘，以散在表之邪；咸以软之，牡蛎之咸，以消胸胁之满；辛以润之，干姜之辛，以固阳虚之汗；津液不足而为渴，苦以坚之，栝楼之苦，以生津液。（金·成无己《注解伤寒论》）

【名家拓展应用】

乔保钧运用此方治疗妇人因肝郁气滞、络脉不通所致的乳癖。

柴胡加龙骨牡蛎汤

【组成】柴胡四两　龙骨　黄芩　生姜（切）　铅丹　人参　桂枝（去皮）　茯苓各一两半　半夏二合半（洗）　大黄二两　牡蛎一两半（熬）　大枣六枚（擘）

【用法】上十二味，以水八升，煮取四升，纳大黄，切如棋子，更煮一两沸，去滓，温服一升。

【功效】和解少阳，通阳泻热，重镇安神。

【主治】

伤寒八九日，下之，胸满烦惊，小便不利，谵语，一身尽重，不可转侧者，柴胡加龙骨牡蛎汤主之。（《伤寒论》，107）

【方解】

予柴胡汤以除胸满而烦，加龙骨、牡蛎、铅丹，收敛神气而镇惊；加茯苓以行津液，利小便；加大黄以逐胃热，止谵语；加桂枝以行阳气而解身重。错杂之邪，斯悉愈矣。（金·成无已《注解伤寒论》）

【名家拓展应用】

岳沛芬运用此方治疗肝郁肾虚之更年期综合征。

赤小豆当归散

【组成】赤小豆三升（浸令芽出，曝干）　当归三两

【用法】上二味杵为散，浆水服方寸匕，日三服。

【功效】利湿清热，解毒排脓，化瘀止血。

【主治】

1. 病者脉数，无热，微烦，默默但欲卧，汗出，初得之三四日，目赤如鸠眼；七八日，目四眦黑。若能食者，脓已成也，赤小豆当归散主之。（《金匮要略》第三，13）

2. 下血，先血后便，此近血也，赤小豆当归散主之。（《金匮要略》第十六，16）

【方解】

文曰：脉数无热微烦，但欲卧汗出。夫无热脉数，此为肠中有痈，自

汗出为脓未成，肠痈条下已历历言之，惟痈将成之状，“疮痈”篇初无明文。此云“初得之三四日，目赤如鸠眼”，内热蕴蒸之象也；又云“七八日目四眦黑，若能食者，脓已成也”，目四眦黑，为内痈已腐，而败血之色外见。此当是“疮痈篇诸痈肿”节后脱文，传写者误录于此。赤豆当归散治肠中所下近血，则此条当为肠痈正治。妇人腹中痛用当归散，亦以其病在大肠而用之。可见本条与狐惑篇阴阳毒绝不相干，特标出之，以正历来注家之失。（清·曹颖甫《金匮发微》）

【名家拓展应用】

彭述宪运用此方治疗湿热化毒、下蕴胞宫之赤白带下。

大柴胡汤

【组成】柴胡半斤　黄芩三两　芍药三两　半夏半升（洗）　生姜五两（切）　枳实四枚（炙）　大枣十二枚（擘）　大黄二两

【用法】上七味，以水一斗二升，煮取六升，去滓再煎，温服一升，日三服。

【功效】和解少阳，通下里实。

【主治】

1. 太阳病，过经十余日，反二三下之。后四五日，柴胡证仍在者，先与小柴胡。呕不止，心下急，郁郁微烦者，为未解也，与大柴胡汤，下之则愈。（《伤寒论》，103）

2. 伤寒十余日，热结在里，复往来寒热者，与大柴胡汤。（《伤寒论》，136）

3. 伤寒发热，汗出不解，心中痞硬，呕吐而下利者，大柴胡汤主之。（《伤寒论》，165）

4. 按之心下满痛者，此为实也，当下之，宜大柴胡汤。(《金匮要略》第十，12)

【方解】

前章言少阳证不可下，而此复出下法者，以热邪从少阳而来，结于阳明，而少阳未罢，不得不借柴胡汤以下阳明无形之热，故于本方去人参、甘草实脾之药，倍加生姜，佐柴胡解表，加赤芍破里结，则枳实、大黄下之不碍表邪矣。柴胡治中，大黄导下，二焦并治，故称大。（清·王晋三《绛雪园古方选注》）

【名家拓展应用】

闭经，肝郁气滞、瘀血阻滞者，班秀文运用大柴胡汤加丹皮、丹参、川牛膝、益母草、桃仁等疏肝理气，活血攻下；妊娠恶阻，肝气郁结、气逆化火者，郭国兴运用大柴胡汤疏肝清热，益胃和肾。

大黄甘遂汤

【组成】 大黄四两　甘遂二两　阿胶二两

【用法】 上三味，以水三升，煮取一升，顿服之，其血当下。

【功效】 破血逐水。

【主治】

妇人少腹满如敦状，小便微难而不渴，生后者，此为水与血俱结在血室也，大黄甘遂汤主之。(《金匮要略》第二十二，13)

【方解】

水邪与瘀血俱结在血室，同为有形之物，斯可以为实邪而驱逐攻下也。主以大黄甘遂汤。大黄下血，甘遂逐水，二邪同治矣。入阿胶者，就阴分下水、血二邪，而不至于伤阴也。顿服之，血当下，血下而水自必随下亦。此瘀血积于产后，虽在血室，又不同于抵挡汤丸之下，下之于大便。此即产后篇中所言热在里，结在膀胱者也。彼单为血，故用大承气汤。此兼水邪，故用大黄甘专汤。邪有专兼，治亦分专兼矣。是此二条之意。在由膀胱之清道宣泄居多也，不同于抵挡汤丸之治自浊道泻邪也，学者识之。（清·魏荔彤《金匮要略方论本义》）

【名家拓展应用】

宋同勋运用此方治疗产后小便难；赵守真、熊魁梧运用此方治疗水瘀互结在血室之闭经。

大黄牡丹汤

【组成】 大黄四两　牡丹一两　桃仁五十个　瓜子半升　芒硝三合

【用法】 上五味，以水六升，煮取一升，去滓，纳芒硝，再煎沸，顿服之，有脓当下，如无脓当下血。

【功效】 清热破瘀，散结消肿。

【主治】

肠痈者，少腹肿痞，按之即痛如淋，小便自调，时时发热，自汗出，复恶寒，其脉迟紧者，脓未成，可下之，当有血。脉洪数者，脓已成，不可下也，大黄牡丹汤主之。（《金匮要略》第十八，4）

【方解】

大黄牡丹皮汤乃下方也。牡丹、桃仁泻其血络，大黄、芒硝下其结热，冬瓜子下气散热，善理阳明，而复正气。然此方虽为下药，实内消药也，故稍有脓则从下去，无脓即下出血之已被毒者，而肿消矣。（徐彬《金匮要略论注》）

【名家拓展应用】

王云铭运用此方治疗湿热内蕴之妇人崩漏；何少山运用此方治疗湿热

所致之急性盆腔炎。

大黄䗪虫丸

【组成】 大黄十分（蒸） 黄芩二两 甘草三两 桃仁一升 杏仁一升 芍药四两 干地黄十两 干漆一两 虻虫一升 水蛭百枚 蛴螬一升 䗪虫半升

【用法】 上十二味末之，炼蜜和丸小豆大，酒饮服五丸，日三服。

【功效】 攻逐瘀血，补中养阴。

【主治】

五劳虚极羸瘦，腹满不能饮食，食伤、忧伤、饮伤、房室伤、饥伤、劳伤、经络营卫气伤，内有干血，肌肤甲错，两目黯黑。缓中补虚，大黄䗪虫丸主之。（《金匮要略》第六，18）

【方解】

举世皆以参、芪、归、地等以补虚，仲景独以大黄䗪虫丸补虚，苟非神圣，不能行是法也。夫五劳七伤，多系劳动不节，气血凝滞，郁积生热，致伤其阴，世俗所称干血劳是也。所以仲景乘其元气未离，先用大黄、䗪虫、水蛭、虻虫、蛴螬等蠕动吸血之物，佐以干漆、生地、桃仁、杏仁行去其血，略兼甘草、芍药以缓中补虚，黄芩开通瘀热，酒服以行药势，待干血行尽，然后纯行缓中补虚之功。（清·张璐《张氏医通·诸伤门》）

【名家拓展应用】

朱小南以此方合黑神散治疗妊娠胎死不下；高鹏翔、章次公以此方合抵当丸治疗瘀血阻滞之妇人闭经。

当归散

【组成】当归　黄芩　芍药　川芎各一斤　白术半斤

【用法】上五味，杵为散，酒饮服方寸匕，日再服。

【功效】养血健脾，清热除湿。

【主治】

妇人妊娠，宜常服当归散主之。(《金匮要略》第二十，9)

【方解】

赵以德曰：《内经》云：阴搏阳别谓之有子，尺脉搏击者，由子宫之气血相搏而形于脉也，精留血裹，阴阳纽合也，动搏则变化，而变化生于动，若静而不动则不生不化。是以妊娠之血不可以静，静则凝，凝则泣，泣则亏少而虚，皆不得与化胎之火相合。要其胎运生化必脉动搏，故调之者，先和阴阳，利其气血，常服养胎之药，非惟安胎易产，且免产后诸病，芎、归、芍药之安胎补血。白术之用有三：一者益胃致安气以养胎，二者胎系于肾，肾恶燥能燥湿而生津，三者皆致中焦所化之新血，去腰脊间之陈瘀。至若胎外之血，因寒湿滞者皆解之。黄芩减壮火而反于少火则可以生气。与脾土湿热来伤，及开血之瘀闭，故为常服之剂。然当以脉之迟数虚弱加减之，有病可服，否则不必也。（黄竹斋《金匮要略方论集注》）

【名家拓展应用】

朱丹溪运用此方治疗妇人滑胎；徐杏甫运用此方合乌梅丸治疗妊娠恶阻。

当归芍药散

【组成】当归三两　芍药一斤　茯苓四两　白术四两　泽泻半斤　川芎半斤（一作三两）

【用法】上六味，杵为散，取方寸匕，酒和，日三服。

【功效】疏肝健脾，活血化瘀，健脾利湿。

【主治】

1. 妇人怀娠，腹中㽲痛，当归芍药散主之。（《金匮要略》第二十，5）

2. 妇人腹中诸疾痛，当归芍药散主之。（《金匮要略》第二十二，17）

【方解】

此与胞阻痛者不同。因脾土为木邪所克，谷气不举，浊淫下流，以塞搏阴血而痛也。用芍药多他药数倍以泻肝木，利阴塞，以予芎、归补血止痛；又佐茯苓渗湿以降于小便也；白术益脾燥湿，茯、泽行其所积，从小便出。盖内外之湿，皆能伤胎成痛，不但湿而已也。（赵以德《金匮玉函经二注》）

【名家拓展应用】

此方为妇科常用方剂，临床应用范围较广。如岳美中运用此方治疗慢性盆腔炎；沈济苍用此方合桂枝茯苓丸治疗卵巢囊肿；伍炳彩以此方治疗阴挺；李兰航用此方治疗滑胎、痛经。

当归生姜羊肉汤

【组成】当归三两　生姜五两　羊肉一斤

【用法】上三味，以水八升，煮取三升，温服七合，日三服。若寒多者，加生姜一斤；痛多者，加橘皮二两，白术一两。加生姜者，亦加水五升，煮取三升二合，服之。

【功效】养血散寒。

【主治】

1. 寒疝腹中痛，及胁痛里急者，当归生姜羊肉汤主之。(《金匮要略》第十，18)

2. 产后腹中疞痛，当归生姜羊肉汤主之；并治腹中寒疝，虚劳不足。(《金匮要略》第二十一，4)

【方解】

此治寒多而血虚者之法。血虚则脉不荣，寒多则脉绌急，故腹胁痛而里急也。当归、生姜温血散寒，羊肉补虚益血也。(清·尤怡《金匮要略心典》)

【名家拓展应用】

来春茂、谢映庐以本方主治产后腹痛。

当归四逆汤

【组成】当归三两　桂枝三两（去皮）　芍药三两　细辛三两　甘草二两（炙）　通草二两　大枣二十五枚（擘）

【用法】上七味，以水八升，煮取三升，去滓，温服一升，日三服。

【功效】温经散寒，养血通脉。

【主治】

手足厥寒，脉细欲绝者，当归四逆汤主之。(《伤寒论》，351)

【方解】

此方用桂枝汤以解外，而以当归为君者，因厥阴主肝为血室也。肝苦急，甘以缓之，故倍加大枣，犹小建中加饴糖法。肝欲散，当以辛散之。

细辛，其辛能通三阴之气血，外达于毫端，比麻黄更猛，可以散在表之严寒。不用生姜，不取其横散也。通草即木通，能通九窍而通关节，用以开厥阴之阖，而行气于肝。夫阴寒如此，而仍用芍药者，须防相火之为患也。是方桂枝得归、芍，生血于营；细辛同通草，行气于卫；甘草得枣，气血以和。且缓中以调肝，则营气得至手太阴，而脉自不绝；温表以逐邪，则卫气行四末，而手足自温。不须参、术之补，不用姜、桂之燥，此厥阴之四逆，与太、少不同治，而仍不失辛甘发散为阳之理也。若其人内有久寒者，其相火亦不足。加吴萸之辛热，直达厥阴之脏；生姜之辛散，淫气于筋；清酒以温经络，筋脉不沮弛。则气血如故，而四肢自温，脉息自至矣。此又治厥阴内外两伤于寒之剂也，冷结膀胱而少腹满痛，手足厥冷者宜之。（清·柯琴《伤寒附翼》）

【名家拓展应用】

周筱斋、龚去非、蒲辅周、宋鹭冰等众医家均以本方加减治疗痛经；班秀文用本方治疗产后身痛；程协南则用本方治疗妇人闭经不行。

抵当汤

【组成】水蛭三十个（熬） 虻虫三十个（熬，去翅、足） 桃仁二十个（去皮尖） 大黄三两（酒浸）

【用法】上四味，以水五升，煮取三升，去滓，温服一升。不下，更服。

【功效】行血逐瘀。

【主治】

1. 太阳病六七日，表证仍在，脉微而沉，反不结胸；其人发狂者，以热在下焦，少腹当硬满，小便自利者，下血乃愈。所以然者，以太阳随

经，瘀热在里故也，抵当汤主之。(《伤寒论》，124)

2. 太阳病，身黄，脉沉结，少腹硬；小便不利者，为无血也；小便自利，其人如狂者，血证谛也，抵当汤主之。(《伤寒论》，125)

3. 阳明证，其人喜忘者，必有蓄血。所以然者，本有久瘀血，故令喜忘；屎虽硬，大便反易，其色必黑者，宜抵当汤下之。(《伤寒论》，237)

4. 病人无表里证，发热七八日，虽脉浮数者，可下之。假令已下，脉数不解，合热则消谷喜饥。至六七日，不大便者，有瘀血，宜抵当汤。(《伤寒论》，257)

5. 妇人经水不利下，抵当汤主之。（亦治男子膀胱满急有瘀血者。）(《金匮要略》第二十七，14)

【方解】

经水不利下者，经脉闭塞而不下，比前条下而不利者有别矣。故彼兼和利，而此专攻逐也。然必审其脉证并实而后用之。不然，妇人经闭，多有血枯脉绝者矣。虽养冲任，犹恐不至，而可强责之哉。（清·尤怡《金匮要略心典》）

【名家拓展应用】

章次公以本方合大黄䗪虫丸治疗闭经；刘俊士以本方合小建中汤治疗经闭不行；曹颖甫亦以此方治疗闭经；唐祖宣运用此方治疗痛经。

防己黄芪汤

【组成】 防己一两　甘草半两　白术七钱半　黄芪一两一分（去芦）

【用法】 上剉，麻豆大，每抄五钱匕，生姜四片，大枣一枚，水盏半煎八分，去滓，温服，良久再服。喘者，加麻黄半两；胃中不和者，加芍药三分；气上冲者，加桂枝三分；下有陈寒者，加细辛三分。服后当如虫行皮中，从腰下如冰后坐被上，又以一被绕腰以下，温令微汗，瘥。

【功效】益气固表，祛风逐湿。

【主治】

1. 风湿，脉浮身重，汗出恶风者，防己黄芪汤主之。（《金匮要略》第二，22）

2. 风水，脉浮身重，汗出恶风者，防己黄芪汤主之。腹痛加芍药。（《金匮要略》第十四，22）

【方解】

风湿在表，法当从汗而出，乃汗不待发而自发，表尚未解而已虚，汗解之法不可守矣。故不用麻黄出之肌肤之表，而用防己驱之里。服后如虫行皮中，乃从腰下如冰，皆湿下行之征也。然非芪、术、甘草，焉能使卫阳复振，而驱湿下行哉？（清·尤怡《金匮要略心典》）

【名家拓展应用】

宋孝志应用本方治疗妇人脏躁；赵明锐以本方治疗妇人带下。

附子粳米汤

【组成】附子一枚（炮） 半夏 粳米各半升 甘草一两 大枣十枚

【用法】上五味，以水八升，煮米熟，汤成，去滓，温服一升，日三服。

【功效】温经散寒，降逆止痛。

【主治】

腹中寒气，雷鸣切痛，胸胁逆满，呕吐，附子粳米汤主之。（《金匮要略》第十，10）

【方解】

下焦浊阴之气，不特肆于阴部，而且逆于阳位，中土虚而堤防撤矣。

故以附子辅阳驱阴，半夏降逆止呕，而尤赖粳米、甘、枣培令土厚，而使敛阴气也。（清·尤怡《金匮要略心典》）

【名家拓展应用】

夏先福运用此方治疗因脾肾阳虚之带下，肠胃虚寒、阳气衰微、阴寒内结之产后腹痛，肾阳虚衰、胎元不固之滑胎。

附子汤

【组成】 附子二枚（炮，去皮，破八片）　茯苓三两　人参二两　白术四两　芍药三两

【用法】 上五味，以水八升，煮取三升，去滓，温服一升，日三服。

【功效】 温经扶阳，除湿止痛。

【主治】

1. 少阴病，得之一二日，口中和，其背恶寒者，当灸之，附子汤主之。（《伤寒论》，304）

2. 少阴病，身体痛，手足寒，骨节痛，脉沉者，附子汤主之。（《伤寒论》，305）

3. 妇人怀娠六七月，脉弦发热，其胎愈胀，腹痛恶寒者，少腹如扇，所以然者，子脏开故也，当以附子汤温其脏。（《金匮要略》第二十，3）

【方解】

此大温大补之方，乃正治伤寒之药，为少阴固本御邪之剂也。夫伤则宜补，寒则宜温，而近世治伤寒者，皆以寒凉克伐相为授受，其不讲于“伤寒”二字之名实久矣。少阴为阴中之阴，又为阴水之藏，故伤寒之重者，多入少阴，所以少阴一经，最多死症。如少阴病、身体痛、手足寒、骨节痛、口中和、恶寒脉沉者，是纯阴无阳之证，方中用生附二枚，取其

力之锐，且以重其任也。盖少火之阳，鼓肾间动气以御外侵之阴翳，则守邪之神有权，而呼吸之门有锁钥，身体骨节之痛自除，手足自温，恶寒自罢矣。以人参固生气之原，令五脏六腑之有本，十二经脉之有根，肾脉不独沉矣。三阴以少阴为枢，设使扶阳而不益阴，阴虚而阳无所附，非治法之善也。故用白术以培太阴之土，芍药以滋厥阴之木，茯苓以利少阴之水。水利则精自藏，土安则水有所制，木润则火有所生矣。扶阳以救寒，益阴以固本，此万全之术。其畏而不敢用，束手待毙者，曷可胜计耶？此与麻黄附子汤，皆治少阴表证而大不同。彼因病从外来，表有热而里无热，故当温而兼散。此因病自内出，表里俱寒而上虚，故大温大补。然彼发热而用附子，此不热而用芍药，是又阴阳互根之理欤！此与真武汤似同而实异。此倍术、附，去姜而用参，全是温补以壮元阳。彼用姜而不用参，尚是温散以逐水气。补散之分歧，只在一味之旋转欤！（清·柯琴《伤寒附翼》）

【名家拓展应用】

脾气虚弱，运化失常，统摄无能，往往易出现月经来潮前后不定，量或多或少，甚则崩漏或闭经等之变；脾阳不摄，不能运化水湿，湿浊下注，则带下绵绵；湿邪泛滥于肌肤，在孕妇则为子肿；脾气下陷，血亏不养胎，往往有堕胎、小产之虞。可见脾气的盛衰盈亏，都直接影响到妇女的经、带、胎、产。

班秀文运用附子散加味温肾健脾，治疗月经不调，兼见带下量多者效显。苟鼎立以本方治疗产后恶露不尽；刘渡舟用本方治疗崩漏不止；唐祖宣、周连三亦用本方治疗妊娠腹痛。

干姜人参半夏丸

【组成】干姜一两　人参一两　半夏二两

【用法】上三味，末之，以生姜汁糊为丸，如梧子大，饮服十丸，日三服。

【功效】温中散寒，化饮降逆。

【主治】

妊娠呕吐不止，干姜人参半夏丸主之。(《金匮要略》第二十，6)

【方解】

此即后世所谓恶阻病也。先因脾胃虚弱，津液留滞蓄为痰饮。至妊二月之后胚化成胎，浊气上冲，中焦不胜其逆，痰饮遂涌，呕吐而已，中寒乃起。故用干姜止寒，人参补虚，半夏、生姜治痰散逆也。(黄竹斋《金匮要略方论集注》)

【名家拓展应用】

本方用于治疗妊娠恶阻，钱伯煊、许润三皆用本方。

甘麦大枣汤

【组成】甘草三两　小麦一斤　大枣十枚

【用法】上三味，以水六升，煮取三升，分温三服。

【功效】补益心脾，宁心安神。

【主治】

妇人脏躁，喜悲伤欲哭，象如神灵所作，数欠伸，甘麦大枣汤主之。(《金匮要略》第二十二，6)

【方解】

脏躁，沈氏所谓子宫血虚，受风化热者是也。血虚脏躁，则内火扰而神不宁，悲伤欲哭，有如神灵，而实为虚病。前《五脏风寒积聚篇》所谓"邪哭使魂魄不安"者，血气少而属于心也。数欠伸者，《经》云：肾为

欠，为嚏。又肾病者，善伸、数欠、颜黑。盖五志生火，动必关心。脏阴既伤，穷必及肾也。（清·尤怡《金匮要略心典》）

【名家拓展应用】

钱伯煊、周筱斋、朱南孙、黄绳武、陈伯涛等医家运用本方治疗妇人脏躁，临床疗效显著。现在较常用于治疗更年期综合征。

桂枝茯苓丸

【组成】桂枝　茯苓　牡丹（去心）　桃仁（去皮尖，熬）　芍药各等份

【用法】上五味，末之，炼蜜和丸，如兔屎大，每日食前服一丸，不知，加至三丸。

【功效】活血化瘀，缓消癥块。

【主治】

妇人宿有癥病，经断未及三月，而得漏下不止，胎动在脐上者，为癥痼害。妊娠六月动者，前三月经水利时，胎也。下血者，后断三月衃也。所以血不止者，其癥不去故也，当下其癥，桂枝茯苓丸主之。（《金匮要略》第二十，2）

【方解】

癥，旧血所积，为宿病也。癥痼害者，宿病之气，害其胎气也。于法妊娠六月，其胎当动。今未三月，胎不当动而忽动者，特以癥痼害之之故。是六月动者胎之常，三月动者胎之变也。夫癥病之人，其经月当不利。经不利，则不能受胎。兹前三月经水适利，胞宫净而胎可结矣。胎结故经断不复下，乃未三月而血仍下，亦以癥痼害之之故。是血留养胎者其常，血下不止者其变也，要之。其癥不去，则血必不守，血不守，则胎终不安，故曰当下其癥。桂枝茯苓丸，下癥之力颇轻且缓。盖恐峻厉之药，

将并伤其胎气也。（清·尤怡《金匮要略心典》）

【名家拓展应用】

本方是治疗妇科疾病的常用方，临床应用广泛。如矢数道明用本方治疗更年期综合征；魏长春、李可、岳美中、李春华等以本方治疗子宫肌瘤；刘绪英运用本方治疗妇人带下病；吴国栋、张继高分别以本方治疗崩漏、痛经。

桂枝加桂汤

【组成】桂枝五两　芍药三两　甘草二两（炙）　生姜三两　大枣十二枚

【用法】上五味，以水七升，煮取三升，去滓，温服一升。

【功效】温阳祛寒，平冲降逆。

【主治】

1. 烧针令其汗，针处被寒，核起而赤者，必发奔豚。气从少腹上冲心者，灸其核上各一壮，与桂枝加桂汤，更加桂二两也。（《伤寒论》，117）

2. 发汗后，烧针令其汗，针处被寒，核起而赤者，必发奔豚，气从少腹上至心，灸其核上各一壮，与桂枝加桂汤主之。（《金匮要略》第八，3）

【方解】

此肾气乘外寒而动，发为奔豚者。发汗后，烧针复汗，阳气重伤，于是外寒从针孔而入通于肾，肾气乘外寒而上冲于心，故须灸其核上，以杜再入之邪，而以桂枝汤外解寒邪，加桂内泄肾气也。（清·尤怡《金匮要略心典》）

【名家拓展应用】

本方治疗奔豚气上冲胸效果非常显著，故盛循卿、余无言、华文卿、刘渡舟、岳美中等医家皆喜应用本方；裘笑梅用本方来治疗痛经。

黄连阿胶汤

【组成】 黄连四两　黄芩二两　芍药二两　鸡子黄二枚　阿胶三两（一云三挺）

【用法】 上五味，以水六升，先煮三物，取二升，去滓，内胶烊尽，小冷，纳鸡子黄，搅令相得，温服七合，日三服。

【功效】 滋育肾阴，清降心火。

【主治】

少阴病，得之二三日以上，心中烦，不得卧，黄连阿胶汤主之。（《伤寒论》，303）

【方解】

此少阴之泻心汤也。凡泻心必借芩、连，而导引有阴阳之别。病在三阳，胃中不和而心下痞硬者，虚则加参、甘补之，实则加大黄下之。病在少阴而心中烦，不得卧者，既不得用参、甘以助阳，亦不得用大黄以伤胃矣。用黄连以直折心火，佐芍药以收敛神明，所以扶阴而益阳也。

鸡子黄禀南方之火色，入通于心，可以补离宫之火，用生者搅和，取其流动之义也；黑驴皮禀北方之水色，且咸先入肾，可以补坎宫之精，内合于心而性急趋下，则阿井有水精凝聚之要也，与之相溶而成胶；用以配鸡子之黄，合芩、连、芍药，是降火归元之剂矣。《经》曰："火位之下，阴精承之；阴平阳秘，精神乃治。"斯方之谓欤。（清·柯琴《伤寒附翼》）

【名家拓展应用】

姚寓晨运用本方治疗崩漏。

黄芪建中汤

【组成】 桂枝三两（去皮）　甘草二两（炙）　大枣十二枚　芍药六两　生姜三两（切）　胶饴一升　黄芪一两半

【用法】 上七味，以水七升，煮取三升，去滓，纳胶饴，更上微火消解。温服一升，日三服。

【功效】 温中补虚。

【主治】

虚劳里急，诸不足，黄芪建中汤主之。(《金匮要略》第六，14)

【方解】

本方由小建中汤加黄芪而成，主治由小建中汤证发展成脾气虚衰者，故于小建中汤内加甘温之黄芪，健脾补虚，扶助阳气。《金匮要略心典》说："急者缓之必以甘，不足者补之必以温，而充虚塞空，则黄芪尤有专长也。"

【名家拓展应用】

何少山运用此方治疗妇科三大疾病，即慢性盆腔炎、不孕症、卵巢囊肿；姚寓晨运用本方治疗产后恶露不尽。

黄土汤

【组成】 甘草　干地黄　白术　附子（炮）　阿胶　黄芩各三两　灶中黄土半斤

【组成】 上七味，以水八升，煮取三升，分温二服。

【功效】 温脾摄血。

【主治】

下血，先便后血，此远血也，黄土汤主之。（《金匮要略》第十六，15）

【方解】

脾寒不能统血，则下陷而便血，尤在泾谓“脾去肛门远，故曰远血”是也。黄土汤方治，温凉并进，以血之下泄，久久必生燥热也，故用地黄、黄芩、阿胶以润而清之；以脾脏之虚寒下陷也，故用甘草、白术以补虚，炮附子以散寒，更用灶中黄土以去湿，而其血当止。（清·曹颖甫《金匮发微》）

【名家拓展应用】

李可运用本方治疗产后大便难；赵锡武运用本方治疗半产漏下。

胶艾汤

【组成】川芎二两　阿胶二两　甘草二两　艾叶三两　当归三两　芍药四两　干地黄六两（一方加干姜一两，胡洽治妇人胞动，无干姜）

【用法】上七味，以水五升，清酒三升合煮，取三升，去滓，纳胶令消尽，温服一升，日三服，不瘥，更作。

【功效】调补冲任，固经安胎。

【主治】

师曰：妇人有漏下者，有半产后因续下血都不绝者，有妊娠下血者。假令妊娠腹中痛，为胞阻，胶艾汤主之。（《金匮要略》第二十，4）

【方解】

假令妊娠而下血，腹中痛，此胞气阻滞之故也。胞气何以阻？以气虚寒也，气虚寒则血必不足而凝，凝则气愈阻而作痛。气阻血凝，则又内生虚热。血之凝者尚凝，而余血遂漏不止，甚则伤胎而动，动而竟坠。此胞中气血因虚而寒，因寒而阻，因阻而凝，因阻凝而热，因热而下血，因下血而伤胎坠孕，递及之道也。师主之以胶艾汤，用芎劳行血中之凝；阿胶、甘草、当归、地黄、芍药五味全补胞血之虚；艾叶温子脏之血。寒证见加干姜，热证见者干姜烧灰存性，温经散寒，开凝通阻，而血反止矣。干姜之加，乃注中所增，实不易之药，余治妇人经血，屡试屡效者也。故竟僭而添入方中，高明鉴焉。（清·魏荔彤《金匮要略方论本义》）

【名家拓展应用】

刘渡舟运用本方治疗崩漏（功能失调性子宫出血）；唐伯渊运用本方治疗不孕症；焦树德、钱伯煊、朱小南亦用本方治疗胎漏、胎动不安。

橘皮竹茹汤

【组成】 橘皮二升　竹茹二升　大枣三十枚　生姜半斤　甘草五两　人参一两

【用法】 上六味，以水一斗，煮取三升，温服一升，日三服。

【功效】 温中补气，和胃降逆。

【主治】

哕逆者，橘皮竹茹汤主之。（《金匮要略》第十七，23）

【方解】

若但哕逆而别无兼证，在上无干呕手足厥之变，在下无腹满之变，则但为中气之虚，而微见胆火之上逆。中气虚，则阳气不能外散，而阻于膈上，兼之胆火内郁，于是吸入之清气与之相触，遂病呃逆。方以橘皮竹茹为名者，橘皮以疏膈上停阻之气，竹茹以疏久郁之胆火，而呃逆可止矣。然呃逆之由，起于上膈不散之气，胆火之上冲，亦为此不散之气所郁，而气之所以不得外散者，实因中气之虚。故知此方橘皮、竹茹为治标，大枣、生姜、甘草、人参为治本。不然，但用橘皮、竹茹，亦足以治呃矣。既愈之后，能保其不复哕耶。（清・曹颖甫《金匮发微》）

【名家拓展应用】

姜春华运用本方合小半夏加茯苓汤治疗妊娠恶阻。

苦参汤

【组成】 苦参一升

【用法】 以水一斗，煎取七升，去滓，熏洗，日三服。

【功效】 清热燥湿，解毒杀虫。

【主治】

蚀于下部则咽干，苦参汤洗之。（《金匮要略》第三，11）

【方解】

狐惑病，前阴蚀烂，是由于足厥阴肝经绕阴器，抵少腹，上通于咽喉，其热毒循经自下而上冲，则咽喉干燥，可用苦参汤熏洗前阴患处，杀虫解毒化湿以治其本，则咽干自愈。

【名家拓展应用】

赵明锐运用本方外洗及熏浴治疗妇人带下阴痒症。

芍药甘草汤

【组成】 芍药　甘草（炙）各四两

【用法】 上二味，以水三升，煮取一升五合，去滓，分温再服。

【功效】 酸甘化阴，柔筋缓急。

【主治】

伤寒脉浮，自汗出，小便数，心烦，微恶寒，脚挛急，反与桂枝，欲攻其表，此误也。得之便厥，咽中干，烦躁吐逆者，作甘草干姜汤与之，以复其阳。若厥愈足温者，更作芍药甘草汤与之，其脚即伸；若胃气不和谵语者，少与调胃承气汤；若重发汗，复加烧针者，四逆汤主之。(《伤寒论》，29)

【方解】

芍药，白补而赤泻，白收而赤散也。酸以收之，甘以缓之，酸甘相合，用补阴血。(金·成无己《注解伤寒论》)

【名家拓展应用】

班秀文应用芍药甘草汤治疗阴吹症。

薯蓣丸

【组成】薯蓣三十分　当归　桂枝　曲　干地黄　豆黄卷各十分　甘草二十八分　人参七分　川芎　芍药　白术　麦门冬　杏仁各六分　柴胡　桔梗　茯苓各五分　阿胶七分　干姜三分　白敛二分　防风六分　大枣百枚(为膏)

【用法】上二十一味，末之，炼蜜为丸，如弹子大，空腹酒服一丸，一百丸为剂。

【功效】疏肝解郁，养血调经。

【主治】

虚劳诸不足，风气百疾，薯蓣丸主之。(《金匮要略》第六，16)

【方解】

仲景故为虚劳诸不足而带风气百疾，立此薯蓣丸之法，方中以薯蓣为主，专理脾胃，上损下损，至此可以撑持，以人参、白术、茯苓、干姜、豆黄卷、大枣、神曲、甘草，助之除湿益气，而中土之令得行矣；以当归、芎䓖、芍药、地黄、麦冬、阿胶养血滋阴；以柴胡、桂枝、防风升邪散热；以杏仁、桔梗、白敛下气开郁。惟恐虚而有热之人，滋补之药上拒不受，故为散其邪热，开其逆郁，而气血平顺，补益得纳，亦至当不易之妙术也。（清·魏荔彤《金匮要略方论本义》）

【名家拓展应用】

王占玺应用本方治疗产后身痛。

四逆散

【组成】 甘草（炙） 枳实（破，水渍，炙干） 柴胡 芍药

【用法】 上四味，各十分，捣筛，白饮和服方寸匕，日三服。咳者，加五味子、干姜各五分，并主下利；悸者，加桂枝五分；小便不利者，加茯苓五分；腹中痛者，加附子一枚，炮令坼；泄利下重者，先以水五升，煮薤白三升，煮取三升，去滓，以散三方寸匕纳汤中，煮取一升半，分温再服。

【功效】 疏散气机，透达郁阳。

【主治】

少阴病，四逆，其人或咳，或悸，或小便不利，或腹中痛，或泄利下重者，四逆散主之。（《伤寒论》，318）

【方解】

方名四逆散，与四逆汤均治手足逆冷，但四逆汤治阴邪寒厥，此则治阳邪热厥。热厥者，三阳传厥阴合病也。太阳厥阴，麻黄升麻汤、甘草干姜汤证也；阳明厥阴，白虎汤、大承气汤证也。此则少阳厥阴，故君柴胡

以疏肝之阳，臣芍药以泻肝之阴，佐甘草以缓肝之气，使枳实以破肝之逆。三物得柴胡，能外走少阳之阳，内走厥阴之阴，则肝胆疏泄之性遂，而厥可通也。或咳或下利者，邪饮上下为病，加五味子、干姜，温中以散饮也。或悸者，饮停侮心，加桂枝通阳以益心也。或小便不利者，饮蓄膀胱，加茯苓利水以导饮也。或腹中痛者，寒凝于里，加附子温中以定痛也。或泄利下重者，寒热郁结，加薤白开结以疏寒热也。（清·吴谦等《医宗金鉴》）

【名家拓展应用】

许润三应用本方治疗妇科阴挺、乳癖、不孕症；李春华应用本方治疗崩漏；杨家林亦用本方治疗痛经；傅方珍以本方合肾气丸加薤白治疗闭经。

桃核承气汤

【组成】 桃仁五十个（去皮尖） 大黄四两 桂枝二两（去皮） 甘草二两（炙） 芒硝二两

【用法】 上五味，以水七升，煮取二升半，去滓，纳芒硝，更上火，微沸下火，先食温服五合，日三服，当微利。

【功效】 泻下瘀热。

【主治】

太阳病不解，热结膀胱，其人如狂，血自下，下者愈。其外不解者，尚未可攻，当先解其外；外解已，但少腹急结者，乃可攻之，宜桃核承气汤。（《伤寒论》，106）

【方解】

此即调胃承气汤加桃仁、桂枝，为破瘀逐血之剂。缘此证热与血结，故以大黄之苦寒，荡实除热为君；芒硝之咸寒，入血软坚为臣；桂枝之辛温，桃仁之辛润，擅逐血散邪之长为使；甘草之甘，缓诸药之势，俾去邪而不伤正为佐也。（清·尤怡《伤寒贯珠集》）

【名家拓展应用】

班秀文以本方治疗产后腹痛；刘渡舟应用本方治疗妇人不孕症；张琪以此方治疗崩；池如勋应用本方治疗妊娠胎死腹中；门纯德应用本方治疗经行衄血。

乌梅丸

【组成】乌梅三百枚　细辛六两　干姜十两　黄连十六两　当归四两　附子六两（炮，去皮）　蜀椒四两（去汗）　桂枝六两（去皮）　人参六两　黄柏六两

【用法】上十味，异捣筛，合治之。以苦酒渍乌梅一宿，去核、蒸之五斗米下，饭熟，捣成泥，和药令相得，纳臼中，与蜜杵二千下，丸如梧桐子大。先食饮服十丸，日三服，稍加至二十丸。禁生冷、滑物、食臭等。

【功效】清上温下，安蛔止痛。

【主治】

1. 伤寒脉微而厥，至七八日肤冷，其人躁，无暂安时者，此为脏厥，非蛔厥也。蛔厥者，其人当吐蛔。今病者静，而复时烦者，此为脏寒。蛔上入其膈，故烦，须臾复止；得食而呕，又烦者，蛔闻食臭出，其人常自吐蛔。蛔厥者，乌梅丸主之。又主久利。（《伤寒论》，338）

2. 蛔厥者，乌梅丸主之。（《金匮要略》第十九，8）

【方解】

仲景之方，多以辛甘、甘凉为君，独此方用酸收之品者，以厥阴主肝

而属木。《洪范》云："木曰曲直，曲直作酸。"《内经》曰："木生酸，酸入肝，以酸泻之，以酸收之。"君乌梅之大酸，是伏其所主也。佐黄连泻心而除痞，黄柏滋肾以除渴，先其所因也。肾者肝之母，椒、附以温肾，则火有所归，而肝得所养，是固其本也。肝欲散，细辛、干姜以散之；肝藏血，桂枝、当归引血归经也。寒热并用，五味兼收，则气味不和，故佐以人参调其中气。以苦酒浸乌梅，同气相求，蒸之米下，资其谷气。加蜜为丸，少与而渐加之，缓以治其本也。仲景此方，本为厥阴诸证之法，叔和编于"吐蛔"条下，令人不知有厥阴之主方。观其用药，与诸证符合，岂只吐蛔一症耶？蛔，昆虫也，生冷之物，与湿热之气相成，故寒热互用以治之。且胸中烦而吐蛔，则连、柏是寒因热用。蛔得酸则静，得辛则伏，得苦则下，杀虫之方，无更出其右者。久利则虚，调其寒热，扶其正气，酸以收之，其利自止。（清·柯琴《伤寒附翼》）

【名家拓展应用】

徐杏甫、许润三皆运用本方治疗妊娠恶阻。

吴茱萸汤

【组成】吴茱萸一升（洗）　人参三两　生姜六两（切）　大枣十二枚（擘）

【用法】上四味，以水七升，煮取二升，去滓，温服七合，日三服。

【功效】温中和胃，降逆止呕。

【主治】

1. 食谷欲呕，属阳明也，吴茱萸汤主之。得汤反剧者，属上焦也。（《伤寒论》，243）

2. 少阴病，吐利，手足逆冷，烦躁欲死者，吴茱萸汤主之。（《伤寒论》，309）

3. 干呕，吐涎沫，头痛者，吴茱萸汤主之。(《伤寒论》，378)

4. 呕而胸满者，茱萸汤主之。(《金匮要略》第十七，8)

5. 干呕，吐涎沫，头痛者，茱萸汤主之。(《金匮要略》第十七，9)

【方解】

胸中，阳也。呕而胸满，阳不至而阴乘之也。故以吴茱萸，散寒降逆。人参、姜、枣补中益阳气。(清·尤怡《金匮要略心典》)

【名家拓展应用】

陈树人应用本方治疗妇人妊娠恶阻及痛经。

小柴胡汤

【组成】柴胡半斤　黄芩三两　人参三两　半夏半升(洗)　甘草(炙)　生姜各三两(切)　大枣十二枚(擘)

【用法】上七味，以水一斗二升，煮取六升，去滓，再煎取三升，温服一升，日三服。若胸中烦而不呕者，去半夏、人参，加栝楼实一枚；若渴，去半夏，加人参，合前成四两半，栝楼根四两；若腹中痛者，去黄芩，加芍药三两；若胁下痞硬，去大枣，加牡蛎四两；若不渴，外有微热者，去人参，加桂枝三两，温覆微汗愈；若咳者，去人参、大枣、生姜，加五味子半升，干姜二两。

【功效】解郁利枢。

【主治】

1. 太阳病，十日以去，脉浮细而嗜卧者，外已解也。设胸满胁痛者，与小柴胡汤；脉但浮者，与麻黄汤。(《伤寒论》，37)

2. 伤寒五六日，中风，往来寒热，胸胁苦满，默默不欲饮食，心烦喜呕。或胸中烦而不呕，或渴，或腹中痛，或胁下痞硬，或心下悸，小便不

利，或不渴，身有微热，或咳者，小柴胡汤主之。(《伤寒论》，96)

3. 血弱气尽，腠理开，邪气因入，与正气相搏，结于胁下。正邪分争，往来寒热，休作有时，默默不欲饮食，脏腑相连，其痛必下，邪高痛下，故使呕也，小柴胡汤主之。(《伤寒论》，97)

4. 得病六七日，脉迟浮弱，恶风寒，手足温，医二三下之，不能食而胁下满痛，面目及身黄，颈项强，小便难者，与柴胡汤，后必下重。本渴饮水而呕者，柴胡汤不中与也，食谷者哕。(《伤寒论》，98)

5. 伤寒四五日，身热、恶风、颈项强、胁下满、手足温而渴者，小柴胡汤主之。(《伤寒论》，99)

6. 伤寒，阳脉涩，阴脉弦，法当腹中急痛，先与小建中汤；不瘥者，与小柴胡汤主之。(《伤寒论》，100)

7. 伤寒中风，有柴胡证，但见一证便是，不必悉具。凡柴胡汤病证而下之，若柴胡证不罢者，复与柴胡汤，必蒸蒸而振，却复发热汗出而解。(《伤寒论》，101)

8. 太阳病，过经十余日，反二三下之。后四五日，柴胡证仍在者，先与小柴胡。呕不止，心下急（一云呕止小安），郁郁微烦者，为未解也，与大柴胡汤下之则愈。(《伤寒论》，103)

9. 妇人中风，七八日续得寒热，发作有时，经水适断者，此为热入血室，其血必结，故使如疟状，发作有时，小柴胡汤主之。(《伤寒论》，144；《金匮要略》第二十二，1)

10. 伤寒五六日，头汗出、微恶寒、手足冷、心下满、口不欲食、大便硬、脉细者，此为阳微结，必有表，复有里也。脉沉，亦在里也。汗出，为阳微；假令纯阴结，不得复有外证，悉入在里，此为半在里半在外也。脉虽沉紧，不得为少阴病。所以然者，阴不得有汗，今头汗出，故知非少阴也，可与小柴胡汤；设不了了者，得屎而解。(《伤寒论》，148)

11. 伤寒五六日，呕而发热者，柴胡汤证具，而以他药下之，柴胡证仍在者，复与柴胡汤。此虽已下之，不为逆，必蒸蒸而振，却发热汗出而解。若心下满而硬痛者，此为结胸也，大陷胸汤主之。但满而不痛者，此为痞，柴胡不中与之，宜半夏泻心汤。(《伤寒论》，149)

12. 阳明病，发潮热，大便溏，小便自可，胸胁满不去者，与小柴胡汤。(《伤寒论》，229)

13. 阳明病，胁下硬满，不大便而呕，舌上白苔者，可与小柴胡汤。上焦得通，津液得下，胃气因和，身濈然汗出而解。(《伤寒论》，230)

14. 阳明中风，脉弦浮大，而短气，腹都满，胁下及心痛，久按之，气不通，鼻干，不得汗，嗜卧，一身及目悉黄，小便难，有潮热，时时哕，耳前后肿。刺之小瘥，外不解，病过十日，脉续浮者，与小柴胡汤。(《伤寒论》，231)

15. 本太阳病不解，转入少阳者，胁下硬满，干呕不能食，往来寒热，尚未吐下，脉沉紧者，与小柴胡汤。(《伤寒论》，266)

16. 呕而发热者，小柴胡汤主之。(《伤寒论》，379；《金匮要略》第十七，15)

17. 伤寒瘥以后，更发热，小柴胡汤主之；脉浮者，以汗解之；脉沉实者，以下解之。(《伤寒论》，394)

18. 诸黄，腹痛而呕者，宜柴胡汤。必小柴胡汤。(《金匮要略》第十五，21)

19. 产妇郁冒，其脉微弱，不能食，大便反坚，但头汗出。所以然者，血虚而厥，厥而必冒，冒家欲解，必大汗出。以血虚下厥，孤阳上出，故头汗出。所以产妇喜汗出者，亡阴血虚，阳气独盛，故当汗出，阴阳乃复。大便坚，呕不能食，小柴胡汤主之。(《金匮要略》第二十一，2)

【方解】

本方为少阳枢机之剂，乃仲景开郁利气之首方。其药物组成可分为三组：一组柴胡配黄芩。柴胡微苦寒，感一阳春升之气而生，能直入少阳，升足少阳之清气，既解少阳经中之邪，又能疏利肝胆气机而推动六腑之气，具有推陈致新的作用，黄芩苦寒，善于清泻少阳胆腑火热。柴芩相配，一升一降，经腑同治，能使少阳气郁得达，火郁得发，郁开气活，则枢机自利。二是生姜配半夏，既能和胃止呕，又因为姜、夏味辛能散，有助于柴胡疏解少阳之郁滞。三是人参、大枣与甘草相配，味甘补中，一方面能鼓舞胃气以助少阳枢转之力，另一方面还能预补脾胃之气，以杜绝少阳邪气内传之路。全方既有祛邪之品，又有扶正之药，集寒热补泻于一体之中，具有升达少阳生气、疏解肝胆气郁的作用，能开郁调气而利升降出入之枢。枢转气活，则内外上下，表里阴阳之气得以通达和利，气血津液随之周流而布达于身体各部，从而气机调畅，脏腑安和。（刘渡舟《经方临证指南》）

【名家拓展应用】

《伤寒论》：“妇人中风，七八日续得寒热，发作有时，经水适断者，此为热入血室。其血必结，故使如疟状，发作有时，小柴胡汤主之。”妇科临床应用小柴胡汤，多见于经行或产后。因此时正虚，邪气乘虚而入，热入血室或客于少阳，症见发热。小柴胡汤和解少阳，利枢机，正复邪退，则邪热自消。班秀文予小柴胡汤治疗经行发热，黄煌、徐素仙等运用小柴胡汤治疗产后发热，均是取上意而疗之，且效显。

真武汤

【组成】茯苓　芍药　生姜（切）各三两　白术二两　附子一枚（炮，去皮，破八片）

【用法】上五味，以水八升，煮取三升，去滓，温服七合，日三服。

【功效】温阳利水。

【主治】

1. 太阳病发汗，汗出不解，其人仍发热，心下悸，头眩，身瞤动，振振欲擗地者，真武汤主之。(《伤寒论》，82)

2. 少阴病，二三日不已，至四五日，腹痛，小便不利，四肢沉重疼痛，自下利者，此为有水气。其人或咳，或小便利，或下利，或呕者，真武汤主之。(《伤寒论》，316)

【方解】

真武者，北方司水之神也，以之名汤者，赖以镇水之义也。夫人一身制水者，脾也；主水者，肾也；肾为胃关，聚水而从其类者。倘肾中无阳，则脾之枢机虽运，而肾之关门不开，水虽欲行，孰为之主？故水无主制，泛溢妄行而有是证也。用附子之辛热，壮肾之元阳，而水有所主矣；白术之苦燥，建立中土，而水有所制矣；生姜之辛散，佐附子以补阳，温中有散水之意；茯苓之淡渗，佐白术以健土，制水之中有利水之道焉。而尤妙在芍药之酸敛，加于制水、主水药中，一以泻水，使子盗母虚，得免妄行之患；一以敛阳，使归根于阴，更无飞越之虞。孰谓寒阴之品，无益于阳乎？而昧者不知承制之理，论中误服青龙发汗亡阳，用此汤者，亦此义也。

然下利减芍药者，以其阳不外散也；加干姜者，以其温中胜寒也。水寒伤肺则咳，加细辛、干姜者，散水寒也。加五味子者，收肺气也。小便利者，去茯苓，以其虽寒而水不能停也。呕者，去附子倍生姜，以其病非下焦，水停于胃也。所以不须温肾以行水，只当温胃以散水。佐生姜者，功能止呕也。(清·吴谦等《医宗金鉴·订正仲景全书伤寒论注》)

【名家拓展应用】

范中林、庞泮池分别应用此方治疗闭经、妊娠水肿。

竹皮大丸

【组成】生竹茹二分 石膏二分 桂枝一分 甘草七分 白薇一分

【用法】上五味，末之，枣肉和丸弹子大，以饮服一丸，日三夜二服。有热者，倍白薇；烦喘者，加柏实一分。

【功效】清热除烦，降逆安中。

【主治】

妇人乳中虚，烦乱呕逆，安中益气，竹皮大丸主之。(《金匮要略》第二十一，10)

【方解】

妇人乳中虚，烦乱呕逆者，乳子之时，气虚火胜，内乱而上逆也。竹茹、石膏甘寒清胃；桂枝、甘草辛甘化气；白薇性寒入阳明，治狂惑邪气，故曰安中益气。(清·尤怡《金匮要略心典》)

【名家拓展应用】

刘渡舟以此方治疗妇人脏躁；何任以此方治疗产后呕逆。

竹叶汤

【组成】竹叶一把 葛根三两 防风 桔梗 桂枝 人参 甘草各一两 附子一枚（炮） 大枣十五枚 生姜五两

【用法】上十味，以水一斗，煮取二升半，分温三服，温覆使汗出。颈项强，用大附子一枚，破之如豆大，煎药扬去沫；呕者，加半夏半升（洗）。

【功效】扶正祛邪，表里同治。

【主治】

产后中风，发热，面正赤，喘而头痛，竹叶汤主之。(《金匮要略》第二十一，9)

【方解】

程云来曰：产后血虚，多汗出喜中风故令病痉，今证中未至背反张而发热面赤头痛，亦风痉之渐。故用竹叶主风痉，防风治内痉，葛根治刚痉，桂枝治柔痉，生姜散风邪，桔梗除风痹，辛以散之之剂也。邪之所凑，其气必虚，佐人参以固卫，附子以温经，甘草以和诸药，大枣以助十二经，同诸风剂则发中有补，为产后中风之大剂也。颈项强急痉病也，加附子以散寒，呕者风拥气逆也，加半夏以散逆。(黄竹斋《金匮要略方论集注》)

【名家拓展应用】

谭日强、唐祖宣皆应用此方来治疗妇人产后发热。

酸枣仁汤

【组成】酸枣仁二升　甘草一两　知母二两　茯苓二两　芎䓖二两（《深师》有生姜二两）

【用法】上五味，以水八升，煮酸枣仁得六升，纳诸药，煮取三升，分温三服。

【功效】养阴清热，宁心安神。

【主治】

虚劳虚烦不得眠，酸枣仁汤主之。(《金匮要略》第六，17)

【方解】

《经》曰：“肝藏魂”，“人卧则血归于肝”。又曰：“肝者，罢极之本。”又曰：“阳气者，烦劳则张，精绝。”故罢极必伤肝，烦劳则精绝，肝伤、精绝则虚劳虚烦不得卧明矣。枣仁酸平，应少阳木化，而治肝极者，宜收宜补，用枣仁至二升，以生心血，养肝血，所谓以酸收之，以酸补之是也。顾肝郁欲散，散以川芎之辛散，使辅枣仁通肝调营，所谓以辛补之。肝急欲缓，缓以甘草之甘缓，防川芎之疏肝泄气，所谓以土保之。然终恐劳极，则火发于肾，上行至肺，则卫不合而仍不得眠，故以知母崇水，茯苓通阴，将水壮金清而魂自宁，斯神凝魂藏而魄且静矣。此治虚劳肝极之神方也。(清·罗美《古今名医方论》)

【名家拓展应用】

王占玺运用酸枣仁汤合甘麦大枣汤治疗脏躁；合枳实芍药散治疗产后腹痛。

桂枝汤

【组成】 桂枝三两（去皮）　芍药三两　甘草二两（炙）　生姜三两（切）　大枣十二枚（擘）

【用法】 上五味，㕮咀三味，以水七升，微火煮取三升，去滓，适寒温，服一升。服已，须臾啜稀粥一升余，以助药力。温覆令一时许，遍身漐漐，微似有汗者益佳，不可令如水流漓，病必不除。若一服汗出病瘥，停后服，不必尽剂。若不汗，更服，依前法。又不汗，后服小促其间，半日许，令三服尽。若病重者，一日一夜服，周时观之。服一剂尽，病证犹在者，更作服。若汗不出，乃服至二三剂。禁生冷、黏滑、肉面、五辛、酒酪、臭恶等物。

【功效】 解肌祛风，调和营卫。

【主治】

1. 太阳中风，阳浮而阴弱。阳浮者，热自发；阴弱者，汗自出。啬啬

恶寒，淅淅恶风，翕翕发热，鼻鸣干呕者，桂枝汤主之。(《伤寒论》，12)

2. 太阳病，头痛，发热，汗出，恶风，桂枝汤主之。（《伤寒论》，13）

3. 太阳病，下之后，其气上冲者，可与桂枝汤，方如前法；若不上冲者，不得与之。(《伤寒论》，15)

4. 太阳病，初服桂枝汤，反烦不解者，先刺风池、风府，却与桂枝汤则愈。(《伤寒论》，24)

5. 太阳病，外证未解，脉浮弱者，当以汗解，宜桂枝汤。（《伤寒论》，42)

6. 太阳病，外证未解，不可下也，下之为逆；欲解外者，宜桂枝汤。(《伤寒论》，44)

7. 太阳病，先发汗不解，而复下之，脉浮者不愈。浮为在外，而反下之，故令不愈。今脉浮，故在外，当须解外则愈，宜桂枝汤。(《伤寒论》，45)

8. 病常自汗出者，此为荣气和。荣气和者，外不谐，以卫气不共荣气谐和故尔。以荣行脉中，卫行脉外。复发其汗，荣卫和则愈，宜桂枝汤。(《伤寒论》，53)

9. 病人脏无他病，时发热，自汗出，而不愈者，此卫气不和也。先其时发汗则愈，宜桂枝汤。(《伤寒论》，54)

10. 伤寒不大便六七日，头痛有热者，与承气汤；其小便清者，知不在里，仍在表也，当须发汗；若头痛者，必衄，宜桂枝汤。(《伤寒论》，56)

11. 伤寒发汗已解，半日许复烦，脉浮数者，可更发汗，宜桂枝汤。(《伤寒论》，57)

12. 太阳病，发热汗出者，此为荣弱卫强，故使汗出。欲救邪风者，宜桂枝汤。(《伤寒论》，95)

13. 阳明病，脉迟，汗出多，微恶寒者，表未解也，可发汗，宜桂枝

汤。(《伤寒论》, 234)

14. 病人烦热，汗出则解，又如疟状，日晡所发热者，属阳明也。脉实者，宜下之；脉浮虚者，宜发汗。下之与大承气汤，发汗宜桂枝汤。(《伤寒论》, 240)

15. 太阴病，脉浮者，可发汗，宜桂枝汤。(《伤寒论》, 276)

16. 下利腹胀满，身体疼痛者，先温其里，乃攻其表。温里宜四逆汤，攻表宜桂枝汤。(《伤寒论》, 372)

17. 吐利止而身痛不休者，当消息和解其外，宜桂枝汤小和之。(《伤寒论》, 387)

18. 下利，腹胀满，身体疼痛者，先温其里，乃攻其表。温里宜四逆汤，攻表宜桂枝汤。(《金匮要略》第十七, 36)

19. 师曰：妇人得平脉，阴脉小弱，其人渴，不能食，无寒热，名妊娠，桂枝汤主之。(《金匮要略》第二十, 1)

20. 产后风，续之数十日不解，头微痛，恶寒，时时有热，心下闷，干呕汗出。虽久，阳旦证续在耳，可与阳旦汤。即桂枝汤方，见下利中。(《金匮要略》第二十一, 8)

【方解】

此为仲景群方之冠，乃滋阴和阳、调和营卫、解肌发汗之总方也。凡头痛、发热、恶风、恶寒，其脉浮而弱、汗自出者，不拘何经，不论中风、伤寒、杂病，咸得用此发汗。若妄汗妄下，而表不解者，仍当用此解肌。如所云头痛、发热、恶寒、恶风、鼻鸣、干呕等病，但见一症即是，不必悉具，惟以脉弱、自汗为主耳。桂枝赤色，通心温经，能扶阳散寒，甘能益气生血，辛能解散外邪，内辅君主，发心液而为汗。故麻黄、葛根、青龙，凡发汗御寒者咸用之，惟桂枝汤不可用麻黄，麻黄汤不可无桂枝也。本方皆辛甘发散，惟芍药微苦微寒，能益阴敛血，内和营气。先辈之无汗不得用桂枝汤者，以芍药能止汗也。芍药之功，本在止烦，烦止汗亦止，故反烦、更烦，与心悸而烦者咸赖之。若倍加芍药，即建中之剂，非复发汗之剂也。是方也，用桂枝发汗，即用芍药止汗。生姜之辛，佐桂以解肌，大枣之甘，佐芍以和里。桂、芍之相须，姜、枣之相得，阴阳表里，并行而不悖，是刚柔相济以为和也。甘草甘平，有安内攘外之功，用以调和气血者，即以调和表里，且以调和诸药矣。而精义犹在啜热稀粥以助药力。盖谷气内充，外邪勿复入，热粥以继药之后，则余邪勿复留，复方之妙用又如此。故用之发汗，自不至于亡阳；用之止汗，自不至于贻患。（清·柯琴《伤寒来苏集》）

【名家拓展应用】

桂枝汤本为太阳中风表虚证而设，班秀文运用桂枝汤加味芎、归，治疗证属“荣弱卫强”之经期感冒，取桂枝汤解肌发汗，调和营卫收功；归、芎温而辛窜，温而生血，辛则通血脉；亦可治疗胃气虚弱，胎气上逆，不能和降而导致的妊娠呕吐，取桂枝汤之辛甘以化气而调营卫，和阴阳，胃气得降，则呕吐可止。

桂枝加龙骨牡蛎汤

【组成】桂枝一两（去皮） 甘草二两（炙） 牡蛎二两（熬） 龙骨二两

【用法】上四味，以水五升，煮取二升半，去滓，温服八合，日三服。

【功效】温通心阳，潜镇安神。

【主治】

火逆，下之，因烧针烦躁者，桂枝甘草龙骨牡蛎汤主之。（《伤寒论》，118）

【方解】

桂枝、甘草、龙骨、牡蛎，其气取重于龙、牡之固涩。仍标之曰桂甘者，盖阴钝之药，不佐阳药不灵，故龙骨、牡蛎之纯阴，必须借桂枝、甘草之清阳，然后能飞引入经，收敛浮越之火，镇固亡阳之机。（清·王晋三《绛雪园古方选注》）

【名家拓展应用】

谭日强运用此方合小柴胡汤治疗更年期综合征；宋孝志运用本方治疗脏躁；徐杏甫、魏长春皆用此方治疗产后自汗；张德超亦用本方治疗妇人奔豚。

苓桂枣甘汤

【组成】 茯苓半斤　桂枝四两（去皮）　甘草二两（炙）　大枣十五枚（擘）

【用法】 上四味，以甘澜水一斗，先煮茯苓，取二升，纳诸药，煮取三升，去滓，温服一升，日三服。

【功效】 通阳降逆，培土制水。

【主治】

发汗后，其人（编者注：《金匮要略》无“其人”两字）脐下悸者，欲作奔豚，茯苓桂枝甘草大枣汤主之。（《伤寒论》，65；《金匮要略》第八，4）

【方解】

此方即苓桂术甘汤，去白术加大枣倍茯苓也。彼治心下逆满，气上冲胸，此治脐下悸，欲作奔豚。盖以水停中焦，故用白术；水停下焦，故倍茯苓。脐下悸，是邪上干心也，其病由汗后而起，自不外乎桂枝之法。仍以桂枝、甘草补阳气，生心液；倍加茯苓以君之，专伐肾邪；用大枣以佐之，益培中土；以甘澜水煎，取其不助水邪也。土强自可制水，阳建则能御阴，欲作奔豚之病，自潜消而默化矣。若已作奔豚，肾阴邪盛，又非此

药所能治，则当从事乎桂枝加桂汤法矣。（清·吴谦等《医宗金鉴》）

【名家拓展应用】

胡希恕以此方治疗奔豚气病。

苓桂术甘汤

【组成】茯苓四两　桂枝　白术各三两　甘草二两

【用法】上四味，以水六升，煮取三升，分温三服，小便则利。

【功效】健脾渗湿，通阳利水。

【主治】

1. 伤寒，若吐、若下后，心下逆满，气上冲胸，起则头眩，脉沉紧，发汗则动经，身为振振摇者，茯苓桂枝白术甘草汤主之。（《伤寒论》，67）

2. 心下有痰饮，胸胁支满，目眩，苓桂术甘汤主之。（《金匮要略》第十二，16）

3. 夫短气有微饮，当从小便去之，苓桂术甘汤主之；肾气丸亦主之。（《金匮要略》第十二，17）

【方解】

痰饮，阴邪也，为有形，以形碍虚则满，以阴冒阳则眩。苓桂术甘温中去湿，治痰饮之良剂。是即所谓温药也，盖痰饮为结邪。温则易散，内属脾胃，温则能运耳。（清·尤怡《金匮要略心典》）

【名家拓展应用】

何任应用此方治疗奔豚气；孙朗川则亦用本方治疗妊娠水肿。

温经汤

【组成】吴茱萸三两　当归二两　川芎二两　芍药二两　人参二两　桂枝

二两 阿胶二两 生姜二两 牡丹皮二两（去心） 甘草二两 半夏半斤 麦门冬一升（去心）

【用法】上十二味，以水一斗，煮取三升，分温三服。亦主妇人少腹寒，久不受胎，兼取崩中去血，或月水来过多，及至期不来。

【功效】温经散寒，祛瘀养血。

【主治】

问曰：妇人年五十所，病下利，数十日不止，暮即发热，少腹里急，腹满，手掌烦热，唇口干燥，何也？师曰：此病属带下，何以故？曾经半产，瘀血在少腹不去。何以知之？其症唇口干燥，故知之。当以温经汤主之。(《金匮要略》第二十二，9)

【方解】

李珥臣曰：妇人年五十则已过七七之期，任脉虚太冲脉衰，天癸竭地道不通时也。所病下利，据本文带下观之，当是崩淋下血之病。盖血属阴，阴虚故发热，暮亦属阴也。任主胞胎，冲为血海，二脉皆起于胞宫而出于会阴，正当少腹部分，冲脉挟脐上行，故冲任脉虚则少腹里急，有干血亦令腹满。《内经》云：任脉为病，女子带下瘕聚是也，手背为阳，掌心为阴，乃手三阴过脉之处。阴虚，故掌中烦热也。阳明脉侠口环唇，与卫脉会于气街，皆属于带脉。《难经》云：血主濡之，以卫脉血阻不行，则阳明津液衰少不能濡润。故唇口干燥，断以病属带下，以曾经半产少腹瘀血不去，则津液不布，新血不生，此则唇口干燥之所由生也。（黄竹斋《金匮要略方论集注》）

【名家拓展应用】

温经汤乃妇科之常用方，临床应用范围非常广泛，治疗妇科疾病甚多，如秦德平治疗月经不调；杨百茀以此方治疗阴吹；孙朗川、刘云鹏、黄煌、钱伯煊、刘渡舟等皆用此方治疗妇人痛经；宋孝志、陈伯涛、吴国栋、岳美中等亦用本方治疗妇人崩漏。

桂枝加附子汤

【组成】 桂枝三两（去皮） 芍药三两 甘草三两（炙） 生姜三两（切） 大枣十二枚（擘） 附子一枚（炮，去皮，破八片）

【用法】 上六味，以水七升，煮取三升，去滓，温服一升。本云桂枝汤，今加附子，将息如前法。

【功效】 扶阳解表（调和营卫，补阳敛汗）。

【主治】

太阳病，发汗，遂漏不止，其人恶风，小便难，四肢微急，难以屈伸者，桂枝加附子汤主之。（《伤寒论》，20）

【方解】

病人阳气不足，而得太阳病，因发汗，汗就多不能止，名曰漏汗也。或至二三日不止，其人反恶风，此乃阳气内虚而皮腠不固也。又小便难者，汗出多则亡津液，阳气内虚，不能施化也。四肢者，诸阳之本，今亡而脱液，则四肢微急，难以屈伸，故与桂枝汤中加附子，以温其经而复其阳也。（明·许宏《金镜内台方议》）

【名家拓展应用】

班秀文应用本方治疗产后自汗；庞泮池亦用本方合乌头汤治疗产后身痛；吴国栋则用此方治疗妇人崩漏。

大青龙汤

【组成】 麻黄六两（去节） 桂枝二两（去皮） 甘草二两（炙） 杏仁四十

枚（去皮尖）　生姜三两（切）　大枣十枚（擘）　石膏（如鸡子大，碎）

【用法】 上七味，以水九升，先煮麻黄，减二升，去上沫，纳诸药，煮取三升，去滓，温服一升，取微似汗，汗出多者，温粉扑之。一服汗者，停后服；若复服，汗多亡阳，遂虚恶风，烦躁不得眠也。

【功效】 外散风寒，内清郁热。

【主治】

1. 太阳中风，脉浮紧，发热恶寒，身疼痛，不汗出而烦躁者，大青龙汤主之。（《伤寒论》，38）

2. 伤寒，脉浮缓，身不疼，但重，乍有轻时，无少阴证者，大青龙汤发之。（《伤寒论》，39）

3. 病溢饮者，当发其汗，大青龙汤主之；小青龙汤亦主之。（《金匮要略》第十二，23）

【方解】

桂枝汤主中风，麻黄汤主伤寒，二者发散之纯者也。及乎大青龙汤则不然，虽为发汗之剂，而所主又不一，必也中风脉浮紧，为中风见寒脉，是风寒两伤也。伤寒脉浮缓，为伤寒见风脉，是风寒两伤也。风兼寒，寒兼风，乃大青龙汤专主之也。见兹脉证，虽欲与桂枝解肌以祛风，而不能已其寒，则病不去。或欲以麻黄汤发汗以散寒，而不能去其风，则病仍在。兹仲景所以特处大青龙汤以两解之。麻黄味甘温，桂枝味辛热。寒则伤荣，必以甘缓之；风则伤卫，必以辛散之。此风寒两伤，荣卫俱病，故以甘辛相合，而为发散之剂。表虚肤缓者，则以桂枝为主，此以表实腠理密，则以麻黄为主，是先麻黄后桂枝。兹麻黄为君，桂枝为臣也。甘草味甘平，杏仁味甘苦，苦甘为助，佐麻黄以发表。大枣味甘温，生姜味辛温，辛甘相合，佐桂枝以解肌。石膏味甘辛微寒，风，阳邪也，寒，阴邪也，风则伤阳，寒则伤阴，荣卫阴阳，为风寒两伤，则非轻剂所能独散也，必须轻重之剂以同散之，乃得阴阳之邪俱已，荣卫之气俱和，是以石膏为使。石膏为重剂，而又专达肌表者也。大青龙汤发汗之重剂也，非桂枝汤之所同，用之稍过，则又有亡阳之失。《经》曰：若脉微弱，汗出恶风者，不可服，服之则厥逆，筋惕肉瞤，此为逆也。又曰：一服汗者，停后服。若复服，汗多亡阳，遂虚恶风，烦躁不得眠也。即此观之，剂之轻重可见矣。其用汤者，宜详审之。（金·成无己《伤寒明理论》）

【名家拓展应用】

中神琴溪应用本方治疗妇人产后水肿。

大承气汤

【组成】 大黄四两（酒洗） 厚朴半斤（炙，去皮） 枳实五枚（炙） 芒硝三合

【用法】 上四味，以水一斗，先煮二物，取五升，去滓；纳大黄，更煮取二升，去滓；纳芒硝，更上微火一两沸，分温再服。得下，余勿服。

【功效】 峻下热结。

【主治】

1. 阳明病，脉迟，虽汗出不恶寒者，其身必重，短气，腹满而喘，有潮热者，此外欲解，可攻里也。手足濈然汗出者，此大便已硬也，大承气汤主之；若汗多，微发热恶寒者，外未解也，其热不潮，未可与承气汤；若腹大满不通者，可与小承气汤，微和胃气，勿令至大泄下。（《伤寒论》，208）

2. 阳明病，潮热、大便微硬者，可与大承气汤；不硬者，不可与之。若不大便六七日，恐有燥屎，欲知之法，少与小承气汤，汤入腹中，转矢气者，此有燥屎也，乃可攻之；若不转矢气者，此但初头硬，后必溏，不

可攻之，攻之必胀满不能食也。欲饮水者，与水则哕，其后发热者，必大便复硬而少也，以小承气汤和之；不转矢气者，慎不可攻也。（《伤寒论》，209）

3. 伤寒，若吐、若下后不解，不大便五六日，上至十余日，日晡所发潮热，不恶寒，独语如见鬼状；若剧者，发则不识人，循衣摸床，惕而不安，微喘直视，脉弦者生，涩者死。微者，但发热谵语者，大承气汤主之。若一服利，则止后服。（《伤寒论》，212）

4. 阳明病，谵语、有潮热、反不能食者，胃中必有燥屎五六枚也；若能食者，但硬耳。宜大承气汤下之。（《伤寒论》，215）

5. 汗出谵语者，以有燥屎在胃中，此为风也。须下者，过经乃可下之；下之若早，语言必乱，以表虚里实故也。下之愈，宜大承气汤。（《伤寒论》，217）

6. 二阳并病，太阳证罢，但发潮热，手足漐漐汗出、大便难而谵语者，下之则愈，宜大承气汤。（《伤寒论》，220）

7. 阳明病，下之，心中懊憹而烦，胃中有燥屎者，可攻。腹微满，初头硬，后必溏，不可攻之。若有燥屎者，宜大承气汤。（《伤寒论》，238）

8. 病人烦热，汗出则解；又如疟状，日晡所发热者，属阳明也。脉实者，宜下之；脉浮虚者，宜发汗。下之与大承气汤，发汗宜桂枝汤。（《伤寒论》，240）

9. 大下后，六七日不大便，烦不解，腹满痛者，此有燥屎也。所以然者，本有宿食故也，宜大承气汤。（《伤寒论》，241）

10. 病人小便不利，大便乍难乍易，时有微热，喘冒不能卧者，有燥屎也，宜大承气汤。（《伤寒论》，242）

11. 得病二三日，脉弱，无太阳柴胡证，烦躁、心下硬；至四五日，虽能食，以小承气汤，少少与，微和之，令小安；至六日，与承气汤一升。若不大便六七日，小便少者，虽不受食，但初头硬，后必溏，未定成硬，攻之必溏；须小便利，屎定硬，乃可攻之，宜大承气汤。(《伤寒论》，251)

12. 伤寒六七日，目中不了了，睛不和，无表里证，大便难，身微热者，此为实也，急下之，宜大承气汤。(《伤寒论》，252)

13. 阳明病，发热、汗多者，急下之，宜大承气汤。（《伤寒论》，253)

14. 发汗不解，腹满痛者，急下之，宜大承气汤。(《伤寒论》，254)

15. 腹满不减，减不足言，当下之，宜大承气汤。(《伤寒论》，255)

16. 阳明少阳合病，必下利。其脉不负者，为顺也；负者，失也。互相克贼，名为负也。脉滑而数者，有宿食也，当下之，宜大承气汤。(《伤寒论》，256)

17. 少阴病，得之二三日，口燥咽干者，急下之，宜大承气汤。(《伤寒论》，320)

18. 少阴病，自利清水，色纯青，心下必痛，口干燥者，可下之，宜大承气汤。(《伤寒论》，321)

19. 少阴病，六七日，腹胀、不大便者，急下之，宜大承气汤。(《伤寒论》，322)

20. 痓为病，胸满口噤，卧不着席，脚挛急，必龂齿，可与大承气汤。(《金匮要略》第二，13)

21. 腹满不减，减不足言，当须下之，宜大承气汤。(《金匮要略》第十，13)

22. 问曰：人病有宿食，何以别之？师曰：寸口脉浮而大，按之反涩，尺中亦微而涩，故知有宿食，大承气汤主之。(《金匮要略》第十，21)

23. 脉数而滑者，实也，此有宿食，下之愈，宜大承气汤。(《金匮要

略》第十，22）

24. 下利三部脉皆平，按之心下坚者，急下之，宜大承气汤。（《金匮要略》第十七，37）

25. 下利，脉迟而滑者，实也，利未欲止，急下之，宜大承气汤。（《金匮要略》第十七，38）

26. 下利，脉反滑者，当有所去，下乃愈，宜大承气汤。（《金匮要略》第十七，39）

27. 下利已瘥，至其年月日时复发者，以病不尽故也，当下之，宜大承气汤。（《金匮要略》第十七，40）

28. 下利，不欲食者，有宿食也，当下之，宜大承气汤。（《金匮要略》第十，23）

29. 病解能食，七八日更发热者，此为胃实，大承气汤主之。（《金匮要略》第二十一，3）

30. 产后七八日，无太阳证，少腹坚痛，此恶露不尽。不大便，烦躁发热，切脉微实，再倍发热，日晡时烦躁者不食，食则谵语，至夜即愈，宜大承气汤主之。热在里，结在膀胱也。（《金匮要略》第二十一，7）

【方解】

诸积热结于里而成满痞燥实者，均以大承气汤下之也。满者，腹胁满急䐜胀，故用厚朴以消气壅；痞者，心下痞塞硬坚，故用枳实以破气结；燥者，肠中燥屎干结，故用芒硝润燥软坚；实者，腹痛大便不通，故用大黄攻积泻热。然必审四症之轻重，四药之多少适其宜，始可与也。若邪重剂轻，则邪气不服；邪轻剂重，则正气转伤，不可不慎也。（清·吴谦等《医宗金鉴·订正仲景全书伤寒论注》）

【名家拓展应用】

曹颖甫、邓鹤芝皆用此方治疗妇人产后发热。

葛根汤

【组成】葛根四两 麻黄三两（去节） 桂枝二两（去皮） 芍药二两 甘草二两（炙） 生姜三两（切） 大枣十二枚（擘）

【用法】上七味，以水七升，先煮麻黄、葛根，减二升，去沫，纳诸药，煮取三升，去滓，温服一升，覆取微似汗，不须啜粥，余如桂枝汤法将息及禁忌。

【功效】发汗解表，升津疏经。

【主治】

1. 太阳病，项背强几几，无汗恶风，葛根汤主之。（《伤寒论》，31）

2. 太阳与阳明合病者，必自下利，葛根汤主之。（《伤寒论》，32）

3. 太阳病，无汗而小便反少，气上冲胸，口噤不得语，欲作刚痉，葛根汤主之。（《金匮要略》第二，12）

【方解】

太阳病，无汗，小便反少，气上冲，此与太阳篇下后气上冲，可与桂枝汤如前法同。惟筋脉强急，牙关紧而见口噤，风痰阻塞会厌不得语，实为刚痉见端。以气上冲而用桂枝，此为太阳中风正治法。惟本证为风寒两感，寒冱皮毛，内阻肺气，故外见无汗，内则会厌隔阻，故本方于桂枝汤加麻黄，期于肌表双解。太阳经俞在背，邪陷经俞，久郁生燥，于是有背反张卧不着席之变，故于肌表双解外，复加葛根，从经俞达邪外出，而刚痉可以立解。所谓上工治未病也。按此方本为太阳标热下陷经俞而设，故加清热润燥上升之葛根，于背强痛者宜之。推原痉病所由成，以外风陷入太阳为标准，无论刚痉柔痉一也。柔痉起于中风，故用栝楼桂枝汤。栝楼蔓生上行，主清经络之热，功用与葛根同；刚痉之成，起于风寒两感，故用葛根汤。盖非风不能生燥，非风窜经俞必不成痉，可以识立方方旨矣。

（清・曹颖甫《金匮发微》）

【名家拓展应用】

祝谌予应用此方治疗妇人产后身痛。

枳实芍药散

【组成】枳实（烧令黑，勿太过）　芍药等份

【用法】上二味，杵为散，服方寸匕，日三服，并主痈脓，以麦粥下之。

【功效】破气散结，和血止痛。

【主治】

产后腹痛，烦满不得卧，枳实芍药散主之。（《金匮要略》第二十一，5）

【方解】

又有产妇血流不快，积于腹中作痛，心烦胁满不得卧，此又为实邪，非虚寒在血而绞痛矣。盖不得卧一症，逆气上冲之甚，既无上冒下厥，但头汗出，则非正虚而为邪实可验矣。法应开散而行其瘀滞，则诸病可已。枳实烧黑者，入血中行积也；加以芍药走血分而血癥可开散矣；以麦粥下之者，即大麦粥，取其滑润益血，且有益胃气也。并主痈脓，亦血之酝酿而成者耳。俗谓产后忌用芍药，以其酸寒能止血也，不知血积而寒者固忌用，所以有当归生姜羊肉方之法；若夫血积而热者，芍药凉而兼行，于血分最宜，岂漫言忌用乎！故以排脓消痈，而恣用不疑也。（清・魏荔彤《金匮要略方论本义》

【名家拓展应用】

刘道谦、王占玺皆用本方治疗产后腹痛。

桂枝加大黄汤

【组成】 桂枝三两（去皮） 芍药六两 大黄二两 甘草二两（炙） 大枣十二枚（擘） 生姜三两（切）

【用法】 上六味，以水七升，煮取三升，去滓，温服一升，日三服。

【功效】 和络止痛，兼通实滞。

【主治】

本太阳病，医反下之，因尔腹满时痛者，属太阴也，桂枝加芍药汤主之；大实痛者，桂枝加大黄汤主之。(《伤寒论》，279)

【方解】

大黄入于桂枝汤中，欲其破脾实而不伤阴也。大黄非治太阴之药，脾实腹痛，是肠中燥矢不去，显然太阴转属阳明而阳道实，故以姜、桂入太阴升阳分，杀太阴结滞，则大黄入脾反有理阴之功，即调胃承气之义。燥矢去，而阳明之内道通，则太阴之经气出注运行而腹痛减，是双解法也。(清·王晋三《绛雪园古方选注》)

【名家拓展应用】

赵正良应用此方治疗妇人产后大便难。

黄芪桂枝五物汤

【组成】 黄芪三两 芍药三两 桂枝三两 生姜六两 大枣十二枚（一方有人参）

【用法】 上五味，以水六升，煮取二升，温服七合，日三服。

【功效】 益气助阳，和血行痹。

【主治】

血痹阴阳俱微，寸口关上微，尺中小紧，外证身体不仁，如风痹状，黄芪桂枝五物汤主之。（《金匮要略》第六，2）

【方解】

黄芪桂枝五物汤，在风痹可治，在血痹亦可治也。以黄芪为主固表补中，佐以大枣；以桂枝治卫升阳，佐以生姜；以芍药入营理血，共成厥美。五物而营卫兼理，且表营卫里胃肠亦兼理矣。推之中风于皮肤肌肉者，亦兼理矣。固不必多求他法也。（清·魏荔彤《金匮要略方论本义》）

【名家拓展应用】

此方是治疗产后血痹之主方，故岳美中、马永桢皆用此治疗产后血痹；张雯亦用此方治疗产后癃闭。

五苓散

【组成】猪苓十八铢（去皮）　泽泻一两六铢　白术十八铢　茯苓十八铢　桂枝半两（去皮）

【用法】上五味，捣为散。以白饮和服方寸匕，日三服。多饮暖水者，汗出愈。如法将息。

【功效】通阳化气利水，外散风寒。

【主治】

1. 若脉浮、小便不利、微热，消渴者，五苓散主之。（《伤寒论》，71）

2. 发汗已，脉浮数，烦渴者，五苓散主之。（《伤寒论》，72）

3. 伤寒，汗出而渴者，五苓散主之。（《伤寒论》，73）

4. 中风发热，六七日不解而烦，有表里证，渴欲饮水，水入则吐者，

名曰水逆，五苓散主之。(《伤寒论》，74)

5. 本以下之，故心下痞，与泻心汤，痞不解。其人渴而口燥烦，小便不利者，五苓散主之。(《伤寒论》，156)

6. 假令瘦人，脐下有悸，吐涎沫而癫眩，此水也，五苓散主之。(《金匮要略》第十二，31)

7. 脉浮、小便不利、微热烦渴者，宜利小便，发汗，五苓散主之。(《金匮要略》第十三，4)

8. 渴欲饮水，水入则吐者，名曰水逆，五苓散主之。(《金匮要略》第十三，5)

【方解】

五苓散乃汗后一解表药也，此以方中云“覆取微汗”是也。故用茯苓为君，猪苓为臣，二者之甘淡，以渗泄水饮内蓄，而解烦渴也。以泽泻为使，咸味泄肾气，不令生消渴也；桂枝为使，外能散不尽之表，内能解有余之结，温肾而利小便也；白术为佐，以其能燥脾土而逐水湿也。故此五味之剂，皆能逐水而祛湿，是曰五苓散。以其苓者令也，通行津液，克伐肾邪，号令之主也。(明·许宏《金镜内台方议》)

【名家拓展应用】

高式国应用此方治疗阴痒症；班秀文亦用本方治疗带下病；聂惠民、陈伯涛皆应用产后癃闭；伍炳彩应用此方治疗妊娠恶阻。

四逆汤

【组成】甘草二两（炙） 干姜一两半 附子一枚（生用，去皮，破八片）

【用法】上三味，以水三升，煮取一升二合，去滓，分温再服。强人可大附子一枚，干姜三两。

【功效】回阳救逆。

【主治】

1. 伤寒脉浮，自汗出，小便数，心烦，微恶寒，脚挛急，反与桂枝，欲攻其表，此误也。得之便厥，咽中干，烦躁吐逆者，作甘草干姜汤与之，以复其阳。若厥愈足温者，更作芍药甘草汤与之，其脚即伸；若胃气不和谵语者，少与调胃承气汤；若重发汗，复加烧针者，四逆汤主之。(《伤寒论》，29)

2. 伤寒，医下之，续得下利，清谷不止，身疼痛者，急当救里；后身疼痛，清便自调者，急当救表。救里，宜四逆汤；救表，宜桂枝汤。(《伤寒论》，91)

3. 病发热头痛，脉反沉，若不瘥，身体疼痛，当救其里，四逆汤方。(《伤寒论》，92)

4. 脉浮而迟，表热里寒，下利清谷者，四逆汤主之。(《伤寒论》，225)

5. 少阴病，脉沉者，急温之，宜四逆汤。(《伤寒论》，323)

6. 少阴病，饮食入口则吐，心中温温欲吐，复不能吐，始得之，手足寒，脉弦迟者，此胸中实，不可下也，当吐之。若膈上有寒饮，干呕者，不可吐也，当温之，宜四逆汤。(《伤寒论》，324)

7. 大汗出，热不去，内拘急，四肢疼，又下利厥逆而恶寒者，四逆汤主之。(《伤寒论》，353)

8. 大汗，若大下利而厥冷者，四逆汤主之。(《伤寒论》，354)

9. 下利腹胀满，身体疼痛者，先温其里，乃攻其表。温里宜四逆汤，攻表宜桂枝汤。(《伤寒论》，372)

10. 呕而脉弱，小便复利，身有微热，见厥者难治，四逆汤主之。(《伤寒论》，377)

11. 吐利汗出，发热恶寒，四肢拘急，手足厥冷者，四逆汤主之。（《伤寒论》，388）

12. 既吐且利，小便复利而大汗出，下利清谷，内寒外热，脉微欲绝者，四逆汤主之。（《伤寒论》，389）

【方解】

四逆者，四肢逆而不温也。四肢者，诸阳之本。阳气不足，阴寒加之，阳气不相顺接，是致手足不温，而成四逆也。此汤升发阳气，祛散阴寒，温经暖肌，是以四逆名之。甘草味甘平。《内经》曰：寒淫于内，治以甘热。却阴扶阳，必以甘为主，是以甘草为君。干姜味辛热。《内经》曰：寒淫所胜，平以辛热。逐寒正气，必先辛热，是以干姜为臣。附子味辛大热。《内经》曰：辛以润之，开发腠理，致津液通气也。暖肌温经，必凭大热，是以附子为使。此奇制之大剂也。四逆属少阴，少阴者肾也，肾肝位远，非大剂则不能达。《内经》曰：远而奇偶，制大其服。此之谓也。（金·成无己《伤寒明理论》）

【名家拓展应用】

李可应用此方合少腹逐瘀汤治疗急性盆腔炎。

桂枝新加汤

【组成】 桂枝三两（去皮）　芍药四两　甘草二两（炙）　人参三两　大枣十二枚（擘）　生姜四两

【用法】 上六味，以水一斗二升，煮取三升，去滓，温服一升。本云桂枝汤，今加芍药生姜人参。

【功效】 调和营卫，益气和营。

【主治】

发汗后，身疼痛，脉沉迟者，桂枝加芍药、生姜各一两，人参三两，

新加汤主之。(《伤寒论》，62)

【方解】

发汗后身疼痛，脉沉迟者，邪气骤去，血气暴虚也。用桂枝者，和其荣卫，不令暴虚易得重伤也。加人参、芍药者，收复其阴阳，以益其虚也。加生姜者，健其乍回之胃，以安其谷也。（明·方有执《伤寒论条辨》）

【名家拓展应用】

刘渡舟应用此方治疗妇人产后身痛。

薏苡附子败酱散

【组成】 薏苡仁十分　附子二分　败酱五分

【用法】 上三味，杵为末，取方寸匕，以水二升，煎减半，顿服，小便当下。

【功效】 利寒湿，消肿毒，排痈脓。

【主治】

肠痈之为病，其身甲错，腹皮急，按之濡，如肿状，腹无积聚，身无热，脉数，此为腹内有痈脓，薏苡附子败酱散主之。(《金匮要略》第十八，3)

【方解】

甲错，肌皮干起，如鳞甲之交错，由荣滞于中，故血燥于外也。腹皮急，按之濡，气虽外鼓，而病不在皮间也。积聚为肿胀之根，脉数为身热之候。今腹如肿状而中无积聚，身不发热而脉反见数，非肠内有痈，荣郁成热而何？薏苡破毒肿，利肠胃为君；败酱一名苦菜，治暴热火疮，排脓破血为臣；附子则借其辛热，以行郁滞之气尔。(清·尤怡《金匮要略心典》)

《灵枢·痈疽》：寒邪客于经脉之中则血涩，血涩则不通，不通则卫气归之，不得复反，故痈肿。寒气化为热，热胜则腐肉，肉腐则为脓，是痈成为热，则其先则寒也。寒非得湿则不凝，薏苡附子败酱散，薏苡去湿而消滞，败酱破血而宣壅，附子温寒而散结也。（清·黄元御《金匮悬解》）

【名家拓展应用】

江淮保应用此方治疗慢性盆腔炎；于慎中亦应用此方治疗妇人卵巢囊肿。

猪膏发煎

【组成】 猪膏半斤　乱发三枚（如鸡子大）

【用法】 上二味，和膏中煎之，发消药成，分再服。病从小便出。

【功效】 润肠化瘀通便。

【主治】

1. 诸黄，猪膏发煎主之。（《金匮要略》第十五，17）

2. 胃气下泄，阴吹而正喧，此谷气之实也，膏发煎导之。（《金匮要略》第二十二，22）

【方解】

此治黄疸不湿而燥之法。按《伤寒类要》云：男子、女人黄疸，饮食不消，胃胀热生黄衣，在胃中有燥屎使然，猪膏煎服则愈。盖湿热经久，变为坚燥，譬如盦曲，热久则湿去而干也。《本草》：猪脂利血脉，解风热；乱发消瘀，开关格，利水道，故曰病从小便出。（清·尤怡《金匮要略心典》）

【名家拓展应用】

刘天鉴以此方来治疗阴吹症。